Pia Wieteck

Personalentwicklung in Pflegeberufen

SCHULUNGSKONZEPT
FÜR DAS MITTLERE UND OBERE PFLEGEMANAGEMENT
ZUR UMSETZUNG EINES QUALITÄTSMANAGEMENTSYSTEMS

RECOM

Die Deutschen Bibliothek - CIP-Einheitsaufnahme

Pia Wieteck:
Personalentwicklung in Pflegeberufen. Schulungskonzept für das mittlere und obere Pflegemanagement zur Umsetzung eines Qualitätsmanagementsystems / Pia Wieteck. [Recom-Akademie & Pflege-Competence-Centrum]. - Bad Emstal : RECOM-Verl., 2000
  ISBN: 3-89752-097-4

Lektorat und Gestaltung: Jörg Hallepape M.A.

1. Auflage 2000

Alle Rechte vorbehalten, Nachdruck, auch auszugsweise, verboten. Dieses Werk ist urheberrechtlich und verlagsrechtlich geschützt. Kein Teil dieses Werkes darf ohne schriftliche Einwilligung des Verlages in irgendeiner Form (Fotokopie, Foto, Repro oder einem anderen Verfahren), auch nicht für Zwecke der Unterrichtsgestaltung, reproduziert oder unter Verwendung elektronischer Systeme verarbeitet, vervielfältigt oder verbreitet werden.

© Recom Verlag, Bad Emstal 2000
Druck: Druckerei Ahrend, Baunatal
Printed in Germany
RECOM   ISBN: 3-89752-097-4

INHALTSVERZEICHNIS

Vorwort 10
**1 PERSONALMANAGEMENT UND
PERSONALENTWICKLUNG** 11
1.1 Standortbestimmung 11
1.2 Begriffsdefinitionen 12
1.2.1 Personalmanagement 12
1.2.2 Personalentwicklung 15
**1.3 Personalentwicklung in Einrichtungen des
Gesundheitswesens** 17
1.3.1 Schwachstellen des Personalmanagements im Gesundheitswesen 17
1.3.2 Werdegang der Personalentwicklung im Gesundheitswesen 17
1.3.3 ISO 9001 – Aussagen zur Personalentwicklung und Führung 21
1.3.4 EFQM-Modell 22
1.3.5 Ziele der Personalentwicklung im Gesundheitswesen 27

**2 DIE PERSONALE PERSPEKTIVE DER
PERSONALENTWICKLUNG** 29
2.1 Personale Perspektive 29
2.1.1 Personale Kompetenz 29
2.1.2 Psychosoziale Kompetenz 30
2.1.3 Fachkompetenz 31
2.1.4 Methodenkompetenz 32
2.1.5 Reflexion der PE unter dem personalen Blickwinkel 32
**2.2 Didaktische Überlegungen zur Entwicklung der
personalen Kompetenz** 33
2.2.1 Transfer von Lerninhalten in die Pflegepraxis 33
2.2.2 Maßnahmenkatalog für die Transfersicherung der Lerninhalte
von (Fort-)Bildung/Seminaren 35
2.2.3 Einschätzung des Transfereffektes durch Seminarteilnehmer 37

**3 BETRIEBLICHE BILDUNG UND FÖRDERMAßNAHMEN
ALS BAUSTEINE DER PERSONALENTWICKLUNG** 39
**3.1 Gründe für qualifizierte Bildungsarbeit und
Fördermaßnahmen** 39
3.2 Ablauf von Weiterbildung und Fördermaßnahmen 40

3.3	**Training off the job**	41
3.3.1	Kriterienkatalog zur Einschätzung des Dozenten-/Referentenverhaltens	42
3.4	**Training into the job**	46
3.4.1	Einführungsprozess des Neulings	47
3.4.2	Beispiel/ Anregungen für ein Einarbeitungskonzept	48
3.5	**Training on the job**	51
3.5.1	Vorteile der Potentialentwicklung durch „Training on the job"	52
3.5.2	Wie wird „Training on the job" durchgeführt?	52
3.5.3	Geeignete Methoden für „Training on the job" im Gesundheitswesen	53
3.5.3.1	Fallbesprechungen	54
3.5.3.2	Informationssysteme/ Lernnetzwerk	54
3.5.3.3	Fachdiskussionen/ Literaturzirkel	55
3.5.3.4	Übergabe am Patientenbett / Pflegevisite	56
3.5.3.5	Standardarbeitsgruppen/ Patenschaft für Pflegestandards	56
3.5.3.6	Leistungsfeedback /Mitarbeiterreflexionsgespräche	57
3.5.3.7	Multiplikatorensysteme	57
3.5.3.8	Coaching/ Mentoring	58
3.5.3.9	Arbeiten und Lernen in Projekten	58
3.6	**Förderprogramme**	59
3.6.1	Job-Rotation	59
3.6.2	Job-Enlargement (Arbeitserweiterung) und Job-Enrichment (Arbeitsbereicherung)	61
4	**INSTRUMENTE DER PERSONALENTWICKLUNG**	63
4.1	**Das Anforderungsprofil**	63
4.1.1	Hilfreiche Fragestellungen zur Erstellung eines Anforderungsprofils	64
4.1.2	Ausschnitte eines Anforderungsprofils an eine Primary Nurse	68
4.2	**Leistungs- und Eignungspotential des Mitarbeiters**	70
4.3	**Stellenbeschreibung als Instrument der Personalführung**	71
4.3.1	Ziele der Stellenbeschreibung	71
4.3.2	Problematik der Stellenbeschreibung	72
4.3.3	Ausschnitt aus einer Stellenbeschreibung für eine Primary Nurse	72

5 MITARBEITERBEURTEILUNG ALS VORAUSSETZUNG FÜR PERSONALENTWICKLUNG ... 75
5.1 Gründe für ein Personalbeurteilungssystem ... 75
5.2 Möglichkeiten einer systematischen Mitarbeiterbeurteilung ... 76
5.3 Beurteilungsmerkmale ... 78
5.3.1 Beobachten des Mitarbeiters und Sammeln von Informationen ... 82
5.3.2 Zusammenfassung der Beobachtungen in einer Beurteilung und Bewertung der gesammelten Informationen mit Hilfe des Anforderungsprofils ... 85
5.3.3 Reflexionsfähigkeit und Selbsteinschätzung fördern ... 86
5.4 Vorbereitung der Auswertung eines Beurteilungsgespräches ... 87
5.5 Die zentrale Rolle des Beurteilungsgespräches ... 88
5.5.1 Vertrauensvolle Atmosphäre schaffen ... 89
5.5.2 Sachebene und Beziehungsebene im Gespräch auseinander halten ... 92
5.5.3 Transaktionsanalyse ... 94
5.5.4 Klientenzentrierte Gesprächsführung ... 96
5.5.5 Kommunikative Fähigkeiten/Anforderungen an Führungspersonen im Pflegebereich ... 98
5.5.6 Fragen zur Selbstreflexion des Beurteilungsgespräches ... 101
5.6 Mitarbeiterbeurteilungsbögen und Personalentwicklungsbögen – Möglichkeiten des Aufbaus ... 102

6 MITARBEITERFÜHRUNG MIT ZIELVEREINBARUNGEN ... 105
6.1 Definition Ziel ... 105
6.2 Gründe, warum Zielvereinbarungen für Mitarbeiter wichtig sind ... 105
6.3 Fehler bei der Zielformulierung vermeiden ... 106
6.4 Grundlagen für erfolgreiche Zielvereinbarungen ... 107
6.5 Messbarkeit von Zielen in der Pflege ... 108
6.6 Regelkreis Mitarbeiterführung ... 109
6.7 Zielinhalte ... 111
6.8 Führungspersonen in der Pflege und „Führen mit Zielen" ... 111

6.9 Typische Zielarten in Einrichtungen des
Gesundheitswesens 113
6.10 Checkliste „Führen mit Zielen" 115
6.11 Zielvereinbarungen im Rahmen eines
Beurteilungsgespräches 116

7 MÖGLICHKEITEN DER BEDARFSERHEBUNG 117
7.1 Partizipative Methoden der personalen
Bedarfserhebung 118
7.2 Apersonale und interpersonale Analyse-Ebene des
Personalentwicklungsbedarfs 120
7.3 Einige Beispiele aus der Pflegepraxis 121
7.3.1 Qualitätsüberprüfung im Rahmen der Pflegevisite 121
7.3.2 Standardisierte Überprüfung der Zielerreichung und systematische Analyse der Ursachen bei Nicht-Erreichung der Ziele 123
7.3.3 Ursachenanalyse und anschliessende Prioritätenfestlegung
mit Hilfe des paarweisen Vergleiches 123
7.3.4 Qualitätsüberprüfung der Pflegedokumentation und -planung 129
7.4 Bedarfsorientierte Auswahl der Förder-/
Bildungsmassnahmen 130

8 APERSONALE PERSPEKTIVE –
ORGANISATIONSENTWICKLUNG 133
8.1 Ziele der Organisationsentwicklung 134
8.2 Aktionsforschung – Definition 135
8.3 Organisationsentwicklung in Einrichtungen des
Gesundheitswesens 135
8.4 Organisationsentwicklung am Beispiel Primary
Nursing 137
8.4.1 Aufgaben der Primary Nurse 137
8.4.2 Aufgaben der Associated Nurse 138
8.4.3 Aufbau- und Ablauforganisation beim Primary Nursing 138
8.4.4 Vor- und Nachteile dieser Organisationsform 139
8.4.5 Primary Nursing und Bezugspflegesystem 140
8.4.6 Die Elemente des Primary Nursing nach Manthey 140
8.4.6.1 Eigenverantwortliche Entscheidung
über Anamnese und Pflegeplanung 142

8.4.6.2	Aufgabenformulierung in der Stellenbeschreibung	143
8.4.6.3	Tägliche Arbeitszuweisung mit Hilfe der Fallmethode	144
8.4.6.4	Verschiedene Zuordnungskriterien der Patienten	145
8.4.6.5	Kurze und direkte Kommunikations- und Informationswege	145
8.4.7	Die Rolle der Stationsleitung im Primary-Nurse-System	147
8.4.8	Ziele und Auswirkungen des Primary Nursing	148

9 INTRAPERSONALE PERSPEKTIVE - TEAMENTWICKLUNG 151

9.1 Entwicklung des Individuums 151

9.2 Rollenübernahme im Pflegeteam 152

9.3 Voraussetzungen für ein „gutes" Team 154

9.4 Themenzentrierte Interaktion 154

10 METHODEN DER PERSONALENTWICKLUNG (ORGANISATIONSENTWICKLUNG) 157

10.1 Qualitätszirkel 157

10.2 Unterschiede zwischen Arbeitsgruppen, Themenzirkel und Qualitätszirkel 162

10.3 Projektarbeit 163

10.3.1	Die Projektorganisation	164
10.3.2	Die Schritte eines Projektablaufes	166
10.3.3	Anforderungen an die Projektplanung	167
10.3.4	Flussdiagramm im Moderationsprozess	168
10.3.5	Möglichkeiten, den Projektplan darzustellen	171

11 PERSONALENTWICKLUNG ALS KONTINUIERLICHER VERBESSERUNGSPROZESS 174

Literaturverzeichnis 176

Verzeichnis der Abbildungen 182

Schlagwortverzeichnis 184

Informationen zum PFLEGE COMPETENCE CENTRUM 190

Vorwort

Im Rahmen der Arbeit und der Seminarangebote der RECOM Akademie/ Pflege Competence Centrum hat das Thema Personalentwicklung mit all seinen Bereichen einen hohen Stellenwert.

In den Einrichtungen des Gesundheitswesens sind die Themen Teamentwicklung, Personalentwicklung und Organisationsentwicklung aktueller und entscheidender denn je. Ein daraus resultierender Bedarf an Information und Hilfen sowie der Wunsch nach Anleitung zur Umsetzung einer praxisorientierten, wirkungsvollen Personalentwicklung wurde häufig an uns herangetragen.

Aus diesem Grund haben wir ein Schulungskonzept entwickelt, das Ideen und praktizierte Methoden aus den verschiedenen Einrichtungen sowie Anregungen und bewährte Konzepte aus der gängigen Literatur an die Besonderheiten der Einrichtungen im Gesundheitswesen anpasst. Verschiedene Elemente dieses Schulungskonzepts für das mittlere und obere Management im Gesundheitswesen haben wir zu diesem Buch zusammengefasst.

Konkrete Hinweise, Konzepte und Anregungen, die zielgerichtet in der Pflegepraxis umgesetzt werden können, bestimmen den Charakter dieses Buches. So ist zum Thema Personalentwicklung ein Werk aus der Pflegepraxis für die Pflegepraxis entstanden.

Zur besseren Lesbarkeit des Textes wurde auf die geschlechtsspezifische Doppelung von Begriffen, Personen- und Berufsbezeichnungen sowie der jeweiligen Artikel, Deklinationen und Personalpronomen verzichtet – mit dem Begriff „Mitarbeiter-" ist selbstverständlich auch jeweils „Mitarbeiterin" gemeint, mit Bezeichnungen wie „Schwester" oder „Pflegende" sollte sich auch der Pfleger angesprochen fühlen.

Ingolstadt im Frühjahr 2000

Pia Wieteck, Autorin, Leiterin des PFLEGE COMPETENCE CENTRUMS

1 PERSONALMANAGEMENT UND PERSONALENTWICKLUNG

1.1 Standortbestimmung

Der entscheidende Erfolgsfaktor „Qualität" bzw. „Pflegequalität" basiert auf gut ausgebildeten und kontinuierlich geförderten Pflegepersonen. Zentrale Bedeutung für die Umsetzung eines erfolgreichen Qualitätsmanagements kommt dem personellen Faktor zu. Leistungsfähige und wirtschaftliche Versorgung im Gesundheitswesen kann nur erfolgreich umgesetzt werden, wenn es gelingt, die persönliche Kompetenz jedes einzelnen Mitarbeiters zu fördern und diese zu eigenständigen und selbstverantwortlichen Tätigkeiten anzuspornen. Qualität muss zur Aufgabe jeder organisatorischen Einheit im Krankenhaus/ bzw. im Gesundheitswesen werden. Jeder Mitarbeiter ist in seinem Aufgabenbereich verantwortlich für die Qualität seiner Arbeit und trägt dadurch zum Erfolg des Gesamtunternehmens (Krankenhaus/ Pflegeeinrichtung/ Sozialstation) bei.

> QUALITÄT ALS AUFGABE JEDER ORGANISATORISCHEN EINHEIT

In zentralen Gestaltungsfeldern des Personalmanagements geht es um die Einschätzung von Leistung, Verhalten, Qualifikation und Potential von Mitarbeitern und Führungspersonen, sowie um die gezielte Förderung und Freisetzung des Entwicklungspotentials der Mitarbeiter.

Für den Pflegebereich lässt sich folgender *Ist-Zustand* feststellen: Das Personalmanagement und die Personalentwicklung in den Einrichtungen des Gesundheitswesens stecken noch in den Kinderschuhen. Die häufig vorzufindende Ausgangssituation ist bestimmt durch Hast und Hektik des Routinegeschehens, Furcht vor Konfliktthemen, Blockaden durch den Betriebsrat, bis hin zur generellen Unlust, die durch die starken Einschnitte durch das Gesundheitsstrukturgesetz verstärkt wird. So ist oft eine Personalwirtschaft vorzufinden, die im Sinne des Krisenmanagements agiert. Es wird nur auf aktuelle Probleme kurzfristig und punktuell reagiert.

Die Pflegeperson am Bett des Patienten stellt im Gesundheitswesen die zentrale Größe für die Dienstleistungsqualität und das Image der Einrichtung dar. Aus diesem Grund ist die Personalentwicklung für die Mitarbeiter unabdingbar, um mit den Herausforderungen des Gesundheitswesens und den steigenden Ansprüchen an die Pflegenden Schritt zu halten. Die konsequente Implementierung der Personalentwicklung ist eine aktive Möglichkeit, die notwendigen Veränderungsprozesse zu gestalten und somit das Überleben der Einrichtung zu sichern.

> PERSONALENTWICKLUNG SICHERT DIE ZUKUNFT DER EINRICHTUNG

Mitarbeiter im Pflegedienst konnten schon mehrfach beweisen, dass sie durch kompetenten Umgang mit Problemstellungen und Anforderungen sowie durch Qualifizierungsmaßnahmen den Pflegealltag sehr viel besser beherrschen können als dies in der Vergangenheit der Fall war (BLESES 1997).

Mit den Instrumenten der Nachwuchssicherung, Mitarbeiter- und Führungspersonenqualifizierung und der Mitverantwortung für die Besetzungsqualität im Management verfügt die Personalentwicklung über entscheidende Stellhebel, die Ziele der Einrichtung zu fördern und somit den Herausforderungen im Gesundheitswesen gewachsen zu sein.

1.2   BEGRIFFSDEFINITIONEN

1.2.1   PERSONALMANAGEMENT

Der Begriff ist aus zwei Worten zusammengesetzt. „Personal" wird als gesamtes Humanpotential der Einrichtung, also als Gesamtheit der menschlichen Arbeitskraft mit ihrem Wissen, Können, Verhalten und ihren Werthaltungen definiert. „Management" steht für leiten, organisieren, zustande bringen. Der Begriff Personalmanagement kann dem Begriff „ Human-Resource-Management" (Management des Humanpotentials) gleichgesetzt werden. Somit sind hier die Gesamtheit aller Ziele, Strategien und Instrumente gemeint, die das Verhalten der Führungspersonen und Mitarbeiter prägen.

Das Personalmanagement umfasst dabei verschiedene Teilbereiche:
Die Teilfunktionen werden in Anlehnung an das Integrationsmodell nach DEVANNA (1984) im „Human-Resource-Zyklus" miteinander verbunden.
Abbildung 1 stellt den Prozess des Personalmanagements dar, häufig sind in den Einrichtungen des Gesundheitswesens Elemente des Personalmanagements eingeführt, die Vernetzung der Elemente untereinander fehlt aber meist.

> DIE VERNETZUNG DER ELEMENTE FEHLT HÄUFIG!

Nachfolgend eine Auflistung von Elementen, die zum Personalmanagement zählen.

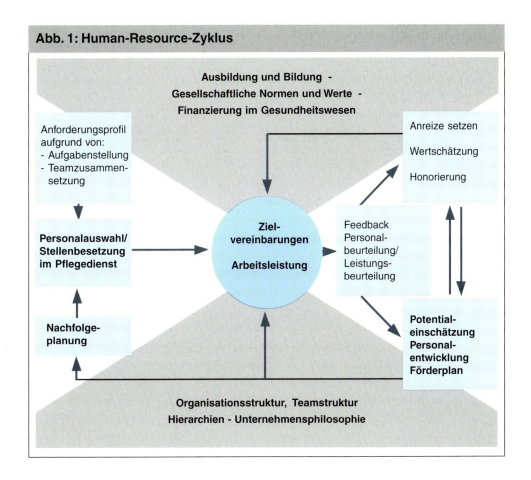

Abb. 1: Human-Resource-Zyklus

Mitarbeiterführung
- Führungsstil
- strategische Personalauswahl/-gewinnung
- strategische Personalbeurteilung
- strategische Motivation und Anreizgestaltung zur Zielerreichung
- Belohnungssysteme
- Administrative Personalführung

Personalentwicklung
- Behebung aktueller Qualifikationsdefizite
- Anpassung an künftige fachliche Erfordernisse
- Unterstützung bei Einführung neuer Technologien
- Förderung der allgemeinen Persönlichkeit
- Vorbereitung auf Führungsaufgaben bzw. auf den beruflichen Aufstieg
- Steigerung der Identifikation mit der Einrichtung
- Verbesserung des Kontaktes der Mitarbeiter untereinander
- Training sozialer Fertigkeiten – Förderung von Schlüsselqualifikationen
- Erhöhung der Bereitschaft für organisatorische Veränderungen
- Verminderung der Personalfluktuation

Organisationsentwicklung
- Arbeitsstrukturierung
- Prozesssteuerung
- Informationspolitik
- Vertrauensorientierte Unternehmenskultur
- Vernetzung

Personalverwaltung
- Administration
- Personalbeschaffung/ Stellenbesetzung
- Lohn-/Gehaltsabrechnung
- Einhaltung von Gesetzen, Tarifverträgen und Betriebsvereinbarungen

- Zeugnisausstellung
- Personalbeurteilung
- Abbildung von betrieblichen Strukturen und Prozessen

Teamentwicklung
- Teamkultur
- Teamrollen

Personal-Controlling
- Kalkulatorisches Kosten- und Wirtschaftlichkeitscontrolling
- Effizienz- und Erfolgscontrolling beispielsweise durch den Vergleich von geplantem und tatsächlichem Ressourceneinsatz oder durch erfassen der Produktivität der Personalarbeit

1.2.2 PERSONALENTWICKLUNG

Der Begriff Personalentwicklung verleitet dazu, missverstanden zu werden. Die Betonung liegt nicht auf der persönlichen Entwicklung bzw. der Persönlichkeitsentwicklung, wie durch den Begriff leicht suggeriert wird, sondern es geht um das Personal als Gesamtheit der Beschäftigten, dessen Entwicklung und insbesondere fortwährende Anpassung an neue Herausforderungen den Schwerpunkt bildet.

Die Missdeutung des Begriffs Personalentwicklung ausschließlich auf personenbezogene Kriterien liegt auch in der Übertragung englischamerikanischer Begriffe begründet: Das englische „personal" bedeutet auf deutsch „persönlich", „privat", „die Person betreffend", „personal development" ist also die Entwicklung der Person, der Persönlichkeit. Die Personalentwicklung als kontinuierliche Förderung der Beschäftigten hingegen wird auf englisch mit dem Begriff „personnel development" bezeichnet.

Die Personalentwicklung (PE) hat somit drei Wirkungsfelder im Blickpunkt (siehe Abbildung 2, Seite 16):

- Die personale Perspektive mit der Förderung von Schlüsselqualifikationen als persönliche Entwicklung
- Die intrapersonale Perspektive als Teamentwicklung
- Die apersonale Perspektive als Organisationsentwicklung

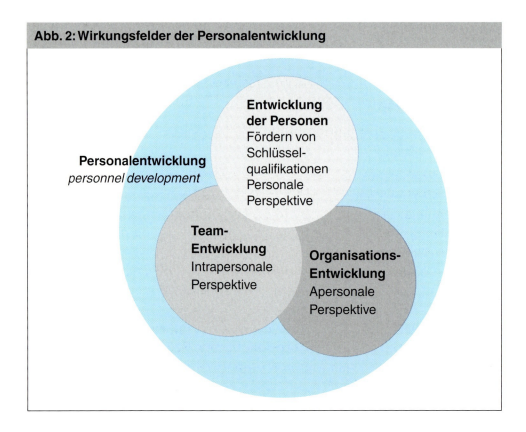

Abb. 2: Wirkungsfelder der Personalentwicklung

Mit folgenden Bezeichnungen werden verschiedene PE-Maßnahmen bezüglich ihrer Nähe zur Tätigkeit im Unternehmen/ in der Einrichtung unterschieden:

PE into the job
Berufliche Erstausbildung, Einführung neuer Mitarbeiter

PE on the job
Arbeitsunterweisung, Erfahrungslernen am Arbeitsplatz, Arbeitsplatzwechsel – Jobrotation, qualifikationsfördernde Arbeitsstrukturierung, stationsinterne Fortbildung, Aufgabenübertragung, Feedback

PE near the job
Lern(werk)statt, Qualitätszirkel, Projekte

PE off the job
Fortbildungen, Weiterbildungen, Selbststudium

1.3 Personalentwicklung in Einrichtungen des Gesundheitswesens

1.3.1 Schwachstellen des Personalmanagements im Gesundheitswesen

Folgende Schwachstellen in der Praxis des Personalmanagements lassen sich identifizieren:

- Das Personalmanagement ist häufig ungenügend auf das Leitbild der Einrichtung und das Pflegeleitbild ausgerichtet.
- Mangelnde Integration der wichtigsten Personalmanagementfunktionen (wie z.B. Personalgewinnung, Beurteilung, Personalentwicklung).
- Fehlende Involvierung von Linienverantwortlichen und Mitarbeitern bei der Entwicklung und Umsetzung der Personalmanagementkonzepte.
- Wenig zielgerichtete Förderprogramme und Fortbildungsaktionen, sowie das Fehlen der Praxisbegleitung bzw. Reflexion.
- Fehlende Erfolgsevaluation der Personalmanagementaktivitäten.

1.3.2 Werdegang der Personalentwicklung im Gesundheitswesen

Die Personalentwicklung in der Pflege befindet sich auf dem Weg von punktuellen Maßnahmen zu strategischer Personalentwicklung. Einen kurzen Überblick über die geschichtliche Entwicklung der Personalentwicklung im Gesundheitswesen gibt Abbildung 3.

Die Mitarbeiterorientierung im Sinne der Personalentwicklung hat im Zuge der Qualitätssicherung und des Qualitätsmanagements eine stärkere Gewichtung erfahren. Seitdem die Einrichtungen im Gesundheitswesen stärker zu qualitätssichernden Maßnahmen verpflichtet sind und Budgetkürzungen zur Optimierung der Prozesse und Abläufe zwingen, entwickelt sich in den Einrichtungen des Gesundheitswesens langsam ein Verständnis für die Notwendigkeit einer strategischen Ausrichtung der Personalentwicklung.

Abb. 3: Entwicklung der Personalentwicklung

Zeitachse	Personalentwicklungsmaßnahmen:
1970	**Punktuelle Personalarbeit durch:** • Erstellen eines Seminarkataloges • Mitarbeiter wählen Seminare aus • Vorgesetzter genehmigt die Seminare • Mitarbeiter nimmt an den Seminaren teil
1980	**Bedarfsermittlung durch Mitarbeiterbefragung:** • Mitarbeiterwünsche werden bei der Seminarplanung berücksichtigt • Ansonsten wie oben
1990	**Fortbildungsmaßnahmen und Ziele der Einrichtungen werden aufeinander abgestimmt:** • Neue Arbeitsabläufe werden umgesetzt • Zielgerichtete, flächendeckende Seminare • Anwendungs- und Ergebniskontrollen
2000	**Strategische Ausrichtung der Fortbildung und Personalentwicklung:** • Arbeiten und lernen in Projekten • Bedarfsgerechte Bildungsarbeit • Bedarfsgerechte Förderprogramme • Prozessbegleitung • Stärkung der mittleren Managementaufgaben im Bereich der PE und Mitarbeiterführung

Nur sehr zögerlich entwickeln sich Strukturen im Pflegedienst, die eine Personalentwicklung zulassen.

Hierzu ein Beispiel aus der Praxis: Pflegedienstleitungen als Teilnehmer eines Seminars zur Personalentwicklung wurden aufgefordert, mit Hilfe der Punktmethode auf einem vorbereiteten Moderationspapier den Autonomiegrad in Personalentscheidungen darzustellen. In der Teilnehmergruppe von 9 Pflegedienstleitungen aus unterschiedlichen Krankenhäusern zeigte sich das in Abbildung 4 dargestellte Ergebnis.

PERSONALMANAGEMENT UND -ENTWICKLUNG 1

Abb. 4: Autonomiegrad bei Personalentscheidungen

Wie hoch ist Ihr Autonomiegrad bei folgenden Personalentscheidungen?

Autonomiegrad \ Personalentscheidung	völlige Entscheidungsfreiheit	Vorschlägen wird zugestimmt wenn tarifkonform	Vorschlägen wird zu 50 % zugestimmt, z.B. bei geringem Kostenaufwand	Zustimmung, wenn keine Kosten entstehen	Entscheidungen werden in der Regel unabhängig von den Vorschlägen an anderer Stelle getroffen
Personaleinstellung (Besetzung offener Stellen)	○	○○○ ○○○ ○○ ○		○	
Personalentlassung		○○○ ○○○ ○			○
Personalentwicklung (IBF, Weiterbildung, Förderprogramme, Projekte usw.)		○ ○	○	○○ ○○ ○	○
Personalentwicklung durch Strukturveränderungen, Job-Enrichment, Job-Enlargement		○	○	○○○ ○○	

Seminar Personalentwicklung 1999, RECOM AKADEMIE

Wie verhält es sich bei Ihnen mit dem Autonomiegrad bei Personalentscheidungen?
Wie stellt sich der Autonomiegrad bei Fragen der Personalentwicklung auf der Stationsleitungsebene dar?

Die Bedeutung der Mitarbeiter für die erfolgreiche Umsetzung eines Qualitätsmanagementsystems ist unbestritten. Dies wird von zahlreichen Unternehmen in Aussagen bestätigt und durch eine Vielzahl von wissenschaftlichen Studien aus unterschiedlichsten Unternehmensbereichen gestützt.

Gerade die Einbeziehung der Mitarbeiter auf breiter Front in die Optimierung der Qualität der Prozesse im Gesundheitswesen wird in Zukunft hohe Anforderungen an die Personalentwicklung stellen.

Die Bedeutung der Personalentwicklung und der Führung spiegelt sich in den Modellen und Leitfäden zum Aufbau eines Qualitätsmanagementsystems wider. Die Normenreihe DIN EN ISO 9000 ff. ist eine weltweit anerkannte Rahmenempfehlung zum Aufbau und zur Ausgestaltung von QM-Systemen. Sie besteht aus mehreren Elementen, dabei sind die DIN EN ISO 9001-9003 sind so genannte Nachweisnormen, die Elemente der drei unterschiedlichen Qualitätsmodelle zur Einführung und Bewertung eines QM-Systems müssen bei einer Zertifizierung nachgewiesen werden.

> DIE BEDEUTUNG DER PERSONALENTWICKLUNG ZEIGT SICH IN QUALITÄTSMANAGEMENTSYSTEMEN

Weitere Impulse für den Dienstleistungsbereich Pflege können wir aus dem TQM (Total Quality Management) entnehmen.

Dies ist eine konsequente Weiterentwicklung des Qualitätsmanagements im Sinne der ISO 9000.

Genau wie das Qualitätsmanagement, geht TQM davon aus, dass sich die Qualität einer Dienstleistung nicht in den Behandlungsprozess „hineinkontrollieren" lässt. Sie muss vielmehr „hineingeplant" und konsequent „hineinproduziert" werden. Gute Dienstleistungsqualität ist also entscheidend davon abhängig, wie gut die Qualität der Prozesse ist.

> QUALITÄT MUSS HINEINGEPLANT WERDEN

Daher steht bei TQM die Prozessqualität im Mittelpunkt der Qualitätsbetrachtungen.

Den hierarchie- und funktionsübergreifenden Prozessen wird besonderer Beachtung geschenkt.

Um die Prozesse möglichst optimal zu beherrschen, baut TQM auf die so genannte interne Kunden-Lieferanten-Beziehung.

Personalmanagement und -Entwicklung

Jeder Mitarbeiter in der Einrichtung ist davon abhängig, welche Leistung der Kollege innerhalb oder im vorherigen Behandlungsprozess geleistet und erbracht hat. Der in der Bearbeitungskette nachfolgende Mitarbeiter ist also als interner Kunde des vorherigen Arbeitsschrittes zu betrachten. Diese interne Kunden-Liferanten-Beziehung stellt eine wichtige Voraussetzung zur optimalen Beherrschung der Behandlungsprozesse dar.

Ein wichtiges Element der von der EFQM (European Foundation for Quality Management) verfolgten Mission besteht darin, die Selbstbewertung als wichtigen Prozess zu fördern, welcher die Verbesserung der Dienstleistung vorantreibt. Das europäische Modell von TQM wird auch als EQA-Modell bezeichnet.

Nachfolgend einige entsprechende Passagen der ISO 9001 und des EFQM-Modells.

1.3.3 ISO 9001 – Aussagen zur Personalentwicklung und Führung

Die Qualitätsziele werden in Form eines Unternehmensleitbildes formuliert. Für die einzelnen Bereiche in der Einrichtung werden diese z.B. im Pflegeleitbild, Abteilungsleitbild für die entsprechenden Bereiche angepasst.

Auf der Grundlage des Leitbildes werden dann z.B. Standards und Verfahrens-, bzw. Dienstanweisungen formuliert und Prozesse definiert.

Ausschnitt ISO 9001

4 FORDERUNGEN AN DIE QUALITÄTSSICHERUNG/QM-DARLEGUNG

4.1 Verantwortung der Leitung

4.1.1 Qualitätspolitik

Die oberste Leitung des Lieferanten muß ihre Qualitätspolitik, eingeschlossen ihre Zielsetzungen und ihre Verpflichtung zur Qualität, festlegen und dokumentieren. Die Qualitätspolitik muß relevant für die organisatorischen Ziele des Lieferanten sowie für die Erwartungen und Erfordernisse seiner Kunden sein. Der Lieferant muß sicherstellen, **daß diese Politik in allen Ebenen der Organisation verstanden, verwirklicht und aufrechterhalten wird.**

<small>aus: Qualitätsmanagement u. Statistik, Normensammlung Qualitätsmanagement und Zertifizierungsgrundlagen B, 6. Erg.-Lieferung Okt. 1997</small>

Alle **Mitarbeiter müssen die Qualitätspolitik verstehen**, es muss deutlich aufgezeigt werden, wie die Qualitätspolitik sie selbst betrifft und welche Rolle sie im Rahmen des Qualitätsmanagements innehaben.

MITARBEITER MÜSSEN DIE QUALITÄTSPOLITIK VERSTEHEN

Die Unternehmensleitung entscheidet hier, welche Instrumente benutzt werden, um diese Forderung zu erreichen.

> **Ausschnitt ISO 9001**
>
> 4.18 SCHULUNG
> Der Lieferant muß Verfahrenanweisungen zur Ermittlung des Schulungsbedarfs erstellen und aufrechterhalten und für die Schulung aller Mitarbeiter sorgen, die mit qualitätswirksamen Tätigkeiten betraut sind. Personal, das eine ihm spezielle zugeordnete Aufgabe ausführt, muß auf der Basis einer angemessenen Ausbildung, Schulung und/oder Erfahrung entsprechend den Forderungen qualifiziert sein. Zweckentsprechende Aufzeichnungen über Schulungen müssen aufbewahrt werden.
>
> aus: Qualitätsmanagement u. Statistik, Normensammlung Qualitätsmanagement und Zertifizierungsgrundlagen B, 6. Erg.-Lieferung Okt. 1997

Das QM-Element fordert, dass die Mitarbeiter in regelmäßigen Abständen ihre eigene Erfahrung, Qualifikation, Fähigkeit und Eignung sowie die ihren Mitarbeitern prüfen, bezogen auf die Fertigkeiten und Qualifikation, die für die gegenwärtigen und die vorhersehbaren Tätigkeiten erforderlich sind.
Anhand der Prüfergebnisse sollte festgelegt werden, welcher Schulungsbedarf nötig ist, wie Schulungsmaßnahmen und Förderprogramme im Sinne der Personalentwicklung umgesetzt werden können.

1.3.4 EFQM-Modell

Die Bedeutung des Personalmanagement bei der Umsetzung eines Qualitätsmanagementsystems und die Steigerung der Pflegequalität sowie der Behandlungsqualität in Einrichtungen des Gesundheitswesens wurde lange ausgeblendet oder unterschätzt. Das Europäische Qualitätsmodell für umfassendes Qualitätsmangement der EFQM betont die Bedeutung der Human-Ressourcen, und setzt mit den drei zentralen Komponenten Führung, Mitarbeiter und Mitarbeiterergebnisse klare Schwerpunkte.

Das EFQM-Modell verfolgt zwei Hauptziele:
- Mit Hilfe des EFQM-Modells kann eine Einrichtung eine Selbstbewertung durchführen, d.h. mit Hilfe des Modells kann überprüft werden, wo es bei der Umsetzung von TQM (Total Quality Management) steht (IST-Analyse) und so Ansatzpunkte für Verbesserungsprozesse erkennen.
- Das EFQM-Modell ist die Basis für die Vergabe des Europäischen Qualitätspreises EQA (European Quality Award).

Die verschiedenen Befähiger-Kriterien gehen grundsätzlich der Frage nach: "Wie wird etwas gemacht?" Die Ergebnis-Kriterien bewerten das, was eine Einrichtung tatsächlich erreicht hat und zwar aus den verschiedenen Blickwinkeln. Mit Hilfe verschiedener Subkriterien zu den einzelnen Kriterien bietet das EFQM-Modell eine Selbstbewertungsrichtlinie.

EFQM-MODELL ZUR SELBSTBEWERTUNG

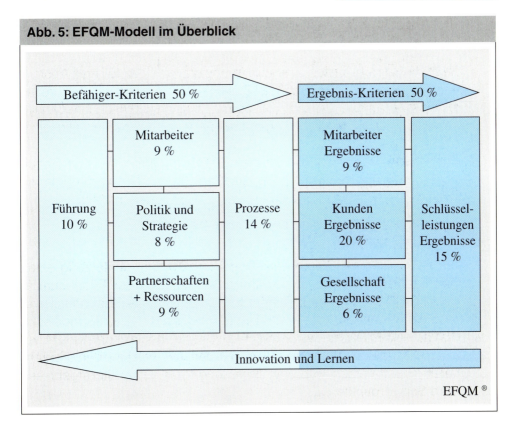

Abb. 5: EFQM-Modell im Überblick

Führung

Das erste Befähiger-Kriterium beinhaltet die Verantwortung der Führungspersonen. Die Unterpunkte des Kriteriums werden in den Selbstbewertungsrichtlinien für den öffentlichen Sektor wie folgt beschrieben.

Definition:

> VERANTWORTUNG DER FÜHRUNGSPERSONEN FÜR DIE UNERNEHMENSKULTUR

Wie das Verhalten und die Handlungen des Führungsteams und aller anderen Führungskräfte eine Kultur des umfassenden Qualitätsmanagements anregen, unterstützen und fördern.

1a) Wie Führungskräfte ihr Engagement für eine Kultur des umfassenden Qualitätsmanagements sichtbar unter Beweis stellen.
- klare Werte für und Erwartungen an die Organisation entwickeln
- sich als Vorbild für die Werte und Erwartungen an die Organisation verhalten und durch Beispiel führen
- **andere schulen und sich schulen lassen**
- für die Mitarbeiter in der Organisation ansprechbar sein, ihnen zuhören und auf sie eingehen
- aktiv und persönlich an Verbesserungsmaßnahmen mitwirken
- die Effektivität ihres eigenen Führungsverhaltens überprüfen und verbessern.

1b) Wie Führungskräfte den Verbesserungsprozess und die Mitwirkung daran fördern, indem sie geeignete Ressourcen zur Verfügung stellen und Unterstützung gewähren.
- Prioritäten festlegen
- **Schulungs-, Moderations- und Verbesserungsaktivitäten finanzieren**
- es Mitarbeitern ermöglichen, an Verbesserungsaktivitäten mitzuwirken
- **Beurteilungs- und Laufbahnplanungssysteme nutzen, um Verbesserungen und die Mitwirkung daran zu unterstützen.**

(...)

PERSONALMANAGEMENT UND -ENTWICKLUNG

Mitarbeiter

Definition:
Wie die Organisation das gesamte Potential ihrer Mitarbeiter freisetzt.

3a) Wie Mitarbeiterressourcen geplant und verbessert werden.

Ansatzpunkte könnten sein, wie die Organisation ...
- die Personalplanung mit der Politik und der Strategie abstimmt
- Mitarbeiterumfragen erarbeitet und einsetzt
- faire Anstellungsbedingungen sicherstellt

3b) Wie die Fähigkeiten der Mitarbeiter aufrechterhalten und weiterentwickelt werden.

Ansatzpunkte könnten sein, wie die Organisation ...
- die Fähigkeiten ihrer Mitarbeiter identifiziert, klassifiziert und mit ihren Bedürfnissen zur Deckung bringt.
- Personalbeschaffung und Karriereplanung handhabt
- Schulungspläne erarbeitet und umsetzt
- die Wirksamkeit von Schulungen überprüft
- Mitarbeiter durch praktische Erfahrungen fördert
- Teamfähigkeit aufbaut
- kontinuierliches Lernen fördert.

3c) Wie Ziele mit Mitarbeitern vereinbart und die Leistung kontinuierlich überprüft werden.

Ansatzpunkte könnten sein, wie die Organisation ...
- die Ziele für Einzelne im Team mit ihren übergeordneten Zielen abstimmt
- die Ziele für einzelne Teams überprüft und aktualisiert
- Mitarbeiter beurteilt und ihnen hilft, ihre Leistungen zu verbessern

3d) Wie Mitarbeiter beteiligt, zu selbständigem Handeln autorisiert und ihre Leistungen anerkannt werden.

Ansatzpunkte könnten sein, wie die Organisation ...
- Einzelne und Teams zur Mitwirkung bei Verbesserungen ermutigt und dabei unterstützt

- die Mitarbeiter durch interne Konferenzen und Veranstaltungen zum Mitmachen ermutigt
- Mitarbeiter autorisiert, selbständig zu handeln und die Effektivität überprüft
- ihr System zur Anerkennung konzipiert, um die Beteiligung und Autorisierung aufrechtzuerhalten

3e) Wie ein effektiver Dialog zwischen den Mitarbeitern und der Organisation erreicht wird.

Ansatzpunkte könnten sein, wie die Organisation ...

- den Kommunikationsbedarf identifiziert
- Informationen mit ihren Mitgliedern teilt und im Dialog mit ihnen steht
- die Effektivität der Kommunikation bewertet und verbessert
- die Kommunikation von oben nach unten, von unten nach oben und seitwärts strukturiert.

3f) Wie für die Mitarbeiter gesorgt wird.

Ansatzpunkte könnten sein, wie die Organisation ...

- das Bewusstsein und die Beteiligung der Mitarbeiter bei Belangen der Gesundheit, Sicherheit und des Umweltschutzes fördert
- das Niveau der Sozialleistungen festlegt
- soziale und kulturelle Aktivitäten fördert
- Einrichtung und Dienstleistungen zur Verfügung stellt.

PERSONALENTWICKLUNG MIT ZENTRALER ROLLE IM QUALITÄTSMANAGEMENT	Aus den Auszügen der Selbstbewertungsrichtlinien wird deutlich, dass die Personalentwicklung eine zentrale Rolle im Qualitätsmanagement einnimmt.

(entnommen aus: Selbstbewertung. Richtlinien für den öffentlichen Sektor, European Foundation for Quality Management 1997)

1.3.5 Ziele der Personalentwicklung im Gesundheitswesen

Die Dienstleistungsqualität und die Wettbewerbsfähigkeit der Einrichtungen im Gesundheitswesen können erheblich verbessert werden, wenn es gelingt, die vorhandenen Potentiale der Mitarbeiter gezielt zu entfalten und zu entwickeln.

Folgende Ziele stehen bei der Personalentwicklung im Gesundheitswesen im Mittelpunkt: *(Perspektive des Arbeitgebers)*
- Vom externen Arbeitsmarkt unabhängige Gewinnung von Nachfolgepersonen
- Anpassungsqualifikation an die veränderten Anforderungen im Gesundheitswesen (Qualitätsmanagement, Kundenorientierung usw.)
- Erhaltung vorhandener Qualifikationen (Halbwertszeit des Wissens)
- Gezielte Vorbereitung und Qualifizierung hinsichtlich höherer Tätigkeiten
- Reduzierung der Fluktuation
- Kostenreduzierung durch z.B. Optimierung von Prozessen, gezielter Ressourceneinsatz, Reduzierung von Fehltagen usw.
- Motivation zur Übernahme von Verantwortung – Mitunternehmer!!

Personalentwicklung wird zunehmend einen hohen Stellenwert bei den Mitarbeitern einnehmen. Für die Mitarbeiter eröffnet die Personalentwicklung folgende Perspektiven:

> PE ERÖFFNET MITARBEITERN NEUE PERSPEKTIVEN

- Potentialentwicklung, -entfaltung
- Erhöhung der Arbeitszufriedenheit durch Motivation im Dienstleistungsunternehmen
- Selbständigkeit und Mitverantwortung ermöglicht Einflussnahme auf Entscheidungsprozesse
- Qualifikationserhaltung und damit Sicherung des Arbeitsplatzes
- Eröffnung von Aufstiegs- und Karrieremöglichkeiten

Entsprechend den Zielsetzungen der Personalentwicklung wird zwischen laufbahnorientierter, aufgabenorientierter und persönlichkeitsorientierter Personalentwicklung unterschieden.

Die **Laufbahn- oder Karriereplanung** konzentriert sich auf die berufliche Laufbahnplanung, Karriereplanung, Nachfolgeplanung.
Dabei geht es um die Besetzung von Schlüsselpositionen durch Mitarbeiter, die durch besondere Leistungen nicht zufällig auffallen, sondern durch systematische Suche entdeckt und durch gezielte Maßnahmen gefördert werden.

Die **aufgabenorientierte Personalentwicklung** beschäftigt sich mit der Qualifikation von Mitarbeitern zur Anpassung an veränderte Rahmenbedingungen, der Erhaltungsqualifikation sowie mit dem Schließen von Qualifikationslücken.

Bei der **persönlichkeitsorientierten Personalentwicklung** steht die Entwicklung spezifischer Merkmale für Schlüsselpositionen im Mittelpunkt. Entsprechend dem Anforderungsprofil einer Stelle wird die Personalentwicklung gezielt mit dem Eignungspotential der Mitarbeiter abgestimmt.

2 DIE PERSONALE PERSPEKTIVE DER PERSONALENTWICKLUNG

2.1 PERSONALE PERSPEKTIVE

Die Persönlichkeitsdimension ist ein wichtiger Teil der Personalentwicklung. Gerade im Hinblick auf die Aufgaben der Pflegenden erhält die personale Perspektive ein besonderes Gewicht. Die Entwicklung von Schlüsselqualifikationen bedeutet aktive Intervention und nicht ein abwartendes Geschehenlassen. Solche Eingriffe müssen – der ökonomischen Logik zufolge – bedarfsgerecht geplant, zielbezogen und effizient durchgeführt und im Hinblick auf Wirkungen und Kosten-Nutzen-Verhältnisse kontrolliert werden.

2.1.1 PERSONALE KOMPETENZ

Sie beschreibt die Auseinandersetzung mit der eigenen Person, der persönlichen Berufsauffassung und der eigenen Grundhaltung zum Leben.

- **Reflexionsfähigkeit**
    - Eigenes Handeln beurteilen können
    - Fähigkeiten, Ressourcen, Grenzen und Probleme einschätzen und damit umgehen können
    - Kritik anhören und Konsequenzen ableiten können
- **Wahrnehmungsfähigkeit**
    - Über die Sinne (taktil, olfaktorisch, akustisch, visuell, gustatorisch, kinästhetisch) wahrnehmen können
    - Zusammenhänge und Veränderungen erkennen können
    - Die Wahrnehmungsebenen differenzieren und wertfrei bzw. objektiv beschreiben können
- **Flexibilität**
    - Für Veränderungen offen sein
    - Im Denken und Handeln beweglich sein
    - In schwierigen Situationen improvisieren und die eigene Kreativität nutzen können

- **Eigenständigkeit**
  - Selbständig und eigenverantwortlich arbeiten
  - Sich mit der Berufsrolle und den aktuellen Veränderungen kontinuierlich auseinandersetzen
  - Entscheidungsfähig sein und die Konsequenzen der eigenen Entscheidung tragen
  - Eigenverantwortlich für Lernen und Weiterbildung tätig sein
- **Leistungsbereitschaft**
  - Engagiert und zuverlässig sein
  - Ausdauer zeigen und in schwierigen Situationen belastungsfähig sein
  - Eigeninitiative und kontinuierliche Arbeitsleistungen zeigen
- **Werte, Einstellungen**
  - Sich dem Arbeitgeber gegenüber loyal verhalten

2.1.2 Psychosoziale Kompetenz

Kommunikative Fähigkeiten, die den Kontakt zum Einzelnen und der Gruppe ermöglichen und konstruktiv gestalten.

- **Beziehungsfähigkeit**
  - Kann professionelle Pflegebeziehungen aufbauen, erhalten bzw. aushalten und lösen
  - Zeigt Wertschätzung und Empathie gegenüber Mitmenschen
- **Teamfähigkeit**
  - Fühlt sich gemeinsamen Zielsetzungen verpflichtet und arbeitet konstruktiv an der Umsetzung mit
  - Kann mit Mitmenschen zusammenarbeiten und seine Persönlichkeit konstruktiv einbringen
  - Stellt den persönlichen Erfolg zugunsten des Gruppenerfolges zurück (Loyalität, Solidarität, Kompromissbereitschaft)
  - Kann Anerkennung und Kritik situationsgerecht äußern

- **Kommunikations-/Interaktionsfähigkeit**
  - Beherrscht die Pflegefachsprache und kann sich fachlich korrekt ausdrücken
  - Kann gezielt verbal und nonverbal kommunizieren und sich auf die Sprachebene des Gegenüber einstellen
  - Kann die patientenzentrierte/ klientenzentrierte Gesprächsführung in der Pflegepraxis umsetzen
  - Kann Anerkennung und Lob pflegetherapeutisch gezielt einsetzen
- **Verantwortungsbewusstsein**
  - Zeigt Verantwortung gegenüber dem Umfeld, der Einrichtung, den Arbeitskollegen und der Umwelt
  - Zeigt Verantwortung sich selbst gegenüber

2.1.3 Fachkompetenz

- **Basis- und fachspezifische Kenntnisse und Fähigkeiten in der Pflege**
  - Hat Sicherheit im beruflichen Handeln, kann Pflegemaßnahmen geschickt und sicher ausführen
  - Kann sein Handeln erklären und begründen
  - Kann Hilfsmittel, Methoden, Techniken richtig auswählen und um- bzw. einsetzen
- **Analyse-/Synthese-Fähigkeiten**
  - Kann Situationen in ihrer Ganzheit wahrnehmen, Elemente erkennen und beurteilen
  - Erkennt Zusammenhänge und kann Entwicklungen einschätzen
  - Hat die Fähigkeit, sein Wissen und Erfahrungen auf neue Pflegesituationen zu übertragen und entsprechend zu handeln
  - Besitzt die Fähigkeit, systemisch zu denken
- **Bereitschaft zum „Life-long-learning"**
  - Setzt sich regelmäßig mit Fachliteratur auseinander
  - Ist Neuem gegenüber aufgeschlossen, kennt die eigenen Grenzen und wendet sich bei Bedarf an Spezialisten für den entsprechenden Fachbereich

2.1.4 METHODENKOMPETENZ

- **Organisations- und Planungsvermögen**
  - Behält auch in schwierigen Situationen den Überblick
  - Kann Prioritäten richtig setzen
  - Kann Ziele setzen, Schritte zur Umsetzung entwickeln und danach handeln
- **Präsentations- und Moderationsfähigkeiten**
  - Kennt verschiedene Moderations- und Präsentationstechniken und kann diese gezielt einsetzen
- **Kenntnisse der Lern- und Arbeitsmethoden**

2.1.5 REFLEXION DER PE UNTER DEM PERSONALEN BLICKWINKEL

Häufig werden standardisierte Fortbildungsprogramme angeboten, die den Mitarbeitern - bis auf wenige Pflichtveranstaltungen - die freie Auswahl und den freiwilligen Besuch überlassen.
Bei den meisten Fortbildungen werden die individualen Anteile der einzelnen Teilnehmer häufig nicht ausreichend berücksichtigt. Den Mitarbeiter dort abzuholen, wo er gerade steht, ist häufig nicht möglich.

Der betrieblichen Sozialisation unmittelbar nach Einstellung und dem Alltagslernen „on the job" wird häufig noch zu wenig Bedeutung beigemessen. Ein kontinuierliches Feedback in Bezug auf personale Fähigkeiten und Entwicklungspotential fehlt.

Wie ist es in Ihrer Einrichtung?
- Beschreiben Sie in kurzen Stichpunkten Maßnahmen, Förderprogramme, die Sie bisher zur Personalentwicklung im Bereich der Schlüsselqualifikationen von Pflegenden durchführen (bitte notieren Sie auch das Datum dieser Eintragung).

2.2 Didaktische Überlegungen zur Entwicklung der personalen Kompetenz

2.2.1 Transfer von Lerninhalten in die Pflegepraxis

In den letzten Jahrzehnten hat die Erwachsenenbildung neue Richtungen eingeschlagen. Lange dominierte in der Erwachsenenbildung die Vorstellung von Lehr-Lern-Prozessen, die davon ausging, dass Lernstoff und Wissensstrukturen identifiziert werden können, sich reduzieren und elementarisieren lassen und den Lernenden vermittelt werden können. Die Lernenden wären dann ihrerseits in der Lage, die übernommenen Wissensstrukturen auf neue Situationen anzuwenden.

In der Lehr-/Lernforschung (Didaktische Psychologie) ist das Problem der Übertragung des neu Gelernten auf andere als die in der Lernsituation gegebenen Verhältnisse erforscht worden (Transferleistungen).

Für die Fortbildung, Weiterbildung und IBF in der Pflege ist gerade der Transfer der Lerninhalte in die Pflegepraxis von zentraler Bedeutung. Transfer bezeichnet ganz allgemein den Sachverhalt, dass Lerneffekte sich nicht allein auf die Leistung bei trainierten Aufgabenstellungen beschränken, sondern auch auf andere Situationen übertragen werden können. Die Kompetenzentwicklung in der Pflege ist entscheidend von der Transferleistung bestimmt.

> Der Transfer der Lerninhalte in die Pflegepraxis ist von zentraler Bedeutung

Abbildung 6 stellt in Anlehnung an WILKENING 1986, S. 303 den Zusammenhang zwischen Weiterbildungserfolg und Transfereffekt dar.

Es gibt inzwischen viele Überlegungen und Maßnahmen, die Transferlücke zu schließen. Dazu gehört u.a. die Bereitschaft, vermehrt praxisorientierte Lernformen einzusetzen und bereits in der Lernphase die Tätigkeitsbereiche und Interessen der Teilnehmer stärker einzubeziehen. Über diesen Weg wird versucht, die Interessens- und die Motivationslage der Teilnehmer so anzusprechen, dass nach der Bildungsmaßnahme eigene Aktivitäten und selbst gesteuertes Lernen einsetzen.

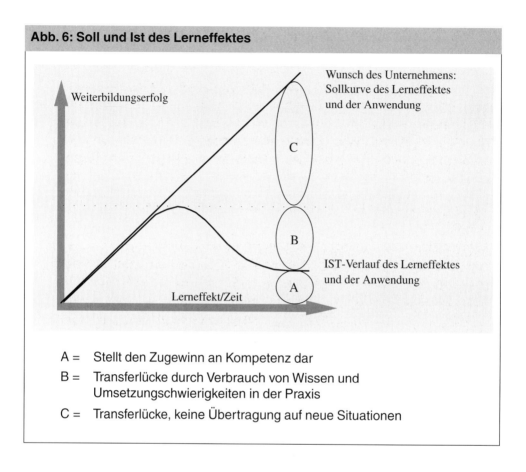

Abb. 6: Soll und Ist des Lerneffektes

A = Stellt den Zugewinn an Kompetenz dar
B = Transferlücke durch Verbrauch von Wissen und Umsetzungschwierigkeiten in der Praxis
C = Transferlücke, keine Übertragung auf neue Situationen

Die Lern-/Anwendungskurve zeigt im Verlauf der Weiterbildung mit Trainingselementen einen Anstieg, fällt dann aber im beruflichen Alltag wieder ab.

Das gewünschte Soll (A+B+C) wird in der Regel nicht erreicht, dennoch ist die internalisierte Lernmenge (A), die neu in den Arbeitsprozess eingebracht werden kann, als Erfolg zu verbuchen. Die Lernmenge (B), die auf dem Lehrgang bereits beherrscht wurde, ist in der Praxis relativ schnell wieder zu aktivieren.

2.2.2 Maßnahmenkatalog für die Transfersicherung der Lerninhalte von (Fort-)Bildung/Seminaren

Die erfolgreiche Umsetzung des im Training Gelernten in die Praxis kann durch Transfersicherungsmaßnahmen gezielt unterstützt werden. Transfersicherung beginnt allerdings nicht erst nach dem Seminar, im Gegenteil: Transfersicherungsmaßnahmen bringen nur dann den optimalen Erfolg, wenn sie bereits vor dem Seminar überlegt und begonnen werden.

Transfersicherung vor dem Seminar/ der Fortbildungsmaßnahme:
- Mit dem Trainer/Dozenten eine genaue Bedarfserhebung durchführen: Auf dieser Basis kann die Zieldefinition für das Seminar erfolgen. Die Zielvereinbarungen mit dem Trainer/Dozenten sollten schriftlich festgehalten werden.
- Vorbereitende Gedanken/Aufgabenstellungen durch die Seminarteilnehmer z.B. Problemstellungen sammeln, Fragen zum Thema mitbringen, Erwartungen formulieren lassen.
- Durchführung eines Seminar-Vorbereitungsgespräches. Das Vorbereitungsgespräch sollte konkrete Zielvereinbarungen für die erwartete Umsetzung der Seminarkenntnisse in die Praxis beinhalten. Dadurch können die Aufmerksamkeit und Lernbereitschaft sowie die aktive Mitarbeit stark beeinflusst werden. Außerdem sollten hier konkrete Erwartungen der Teilnehmer an das Seminar geklärt werden.

Transfersicherung während des Seminars/ der Fortbildungsmaßnahme:
- Schaffung eines positiven Lernklimas, Störungen haben Vorrang.
- Kontinuierliche Herstellung des Bezugs zur Praxis. Vor allem der Sinnbezug muss für die Teilnehmer nachvollziehbar sein.
- Wissen und Fertigkeiten bereits im Seminar durch praktische Übungen festigen.
- Regelmäßiger Methodenwechsel zur Aktivierung der Teilnehmer.

Transfersicherung nach dem Seminar/ der Fortbildungsmaßnahme:

- Durchführen eines Seminar-Nachbereitungsgespräches (mit jedem Teilnehmer) und festlegen eines transferunterstützenden Aktivitätenplanes. Der Aktivitätenplan kann auch in Form von Zielvereinbarungen formuliert sein und stellt eine Art Transfervereinbarung zwischen Ihnen und dem Mitarbeiter dar.
- Bei dem Seminar-Nachbereitungsgespräch sollten mögliche Hindernisse abgeklärt werden, die den Mitarbeiter hindern, das Gelernte umzusetzen.
- Schaffung der erforderlichen, technischen, räumlichen und organisatorischen Voraussetzungen zur Umsetzung der Lerninhalte. Beispiel: *Eine Pflegestation wird in einem Pflegeplanungs- und Dokumentationssystem per EDV geschult. Die Pflegenden können das „neuerlernte" Wissen in der Praxis nicht gleich nach dem Seminar anwenden, da die PC-Anlagen erst angeschafft werden müssen.*
- Schaffung eines angstfreien Arbeitsklimas mit realistischen Zeitvorgaben zur Umsetzung der neuen Lerninhalte. Fehler dürfen gemacht werden, ohne Fehler ist Lernen nicht möglich.
- Feedback für die aktive Umsetzung des Gelernten mit Aussprechen von Lob und Anerkennung bei erfolgreichen Umsetzungsschritten.
- Sicherstellung einer Prozessbegleitung, damit offene Fragen sofort und direkt am Arbeitsplatz geklärt werden können.
- Entwicklung eines Konzeptes, damit die Mitarbeiter laufend ihren Wissensstand überprüfen bzw. ihre Kenntnisse vertiefen können.
- Weiterführende Literatur bereitstellen.
- Schaffung eines Rahmens, der selbst gesteuertes Lernen ermöglicht.
- Aufbauseminare oder Folgeseminare anbieten.
- Laufende Beurteilung (Feedback) des Lern- und Entwicklungsfortschrittes sind erforderlich. Diese Rückmeldungen sollten unabhängig vom Qualifikationsniveau Anderer den Lernfortschritt aufzeigen.
- Schaffung von kontinuierlichem, gezieltem und arbeitsplatzbezogenem Lernen und Wissenserwerb („training on the job").

2.2.3 Einschätzung des Transfereffektes durch Seminarteilnehmer

Die Einschätzung des Transfereffektes von Bildungsinhalten in die Praxis durch die Pflegepersonen selbst differiert stark.
Es hat jedoch den Anschein, dass diese unterschiedliche Einschätzung auch von der Hierarchieebene abhängt, auf der sich die Pflegepersonen befinden.

Bei verschiedenen Seminaren zum Thema Personalentwicklung wurden die Teilnehmer/innen um ihre Einschätzung gebeten, wie nach Fortbildungen ein Transfer der neuen Inhalte in die Praxis stattfindet.

So haben Seminarteilnehmer auf der Ebene der Pflegedienstleitungen auf Grund von eigenen Wahrnehmungen einen sehr geringen Transfereffekt beschrieben, Teilnehmer auf der Stationsleitungsebene einen wesentlich höheren Transfereffekt (siehe Abbildung 7, folgende Seite). Die Einschätzung der Seminarteilnehmer beruht auf Einschätzungen der einzelnen Personen. Es sind bisher keine Methoden implementiert, den Transfereffekt zu sichern bzw. festzustellen und zu evaluieren.

Diese doch sehr starke Differenz der Einschätzung auf verschiedenen Leitungsebenen kann unterschiedliche Ursachen haben. Im Rahmen eines Qualitätsmanagementsystems ist es wichtig, die Einschätzungen der Seminarteilnehmer durch entsprechende Untersuchungen zu untermauern und die Gründe für die unterschiedlichen Einschätzungen zu evaluieren.

> VIELE FORTBILDUNGSMASSNAHMEN FÜHREN NICHT ZU DEN GEWÜNSCHTEN VERÄNDERUNGEN IN DER PFLEGEPRAXIS

Abb. 7: Einschätzung des Transfereffektes

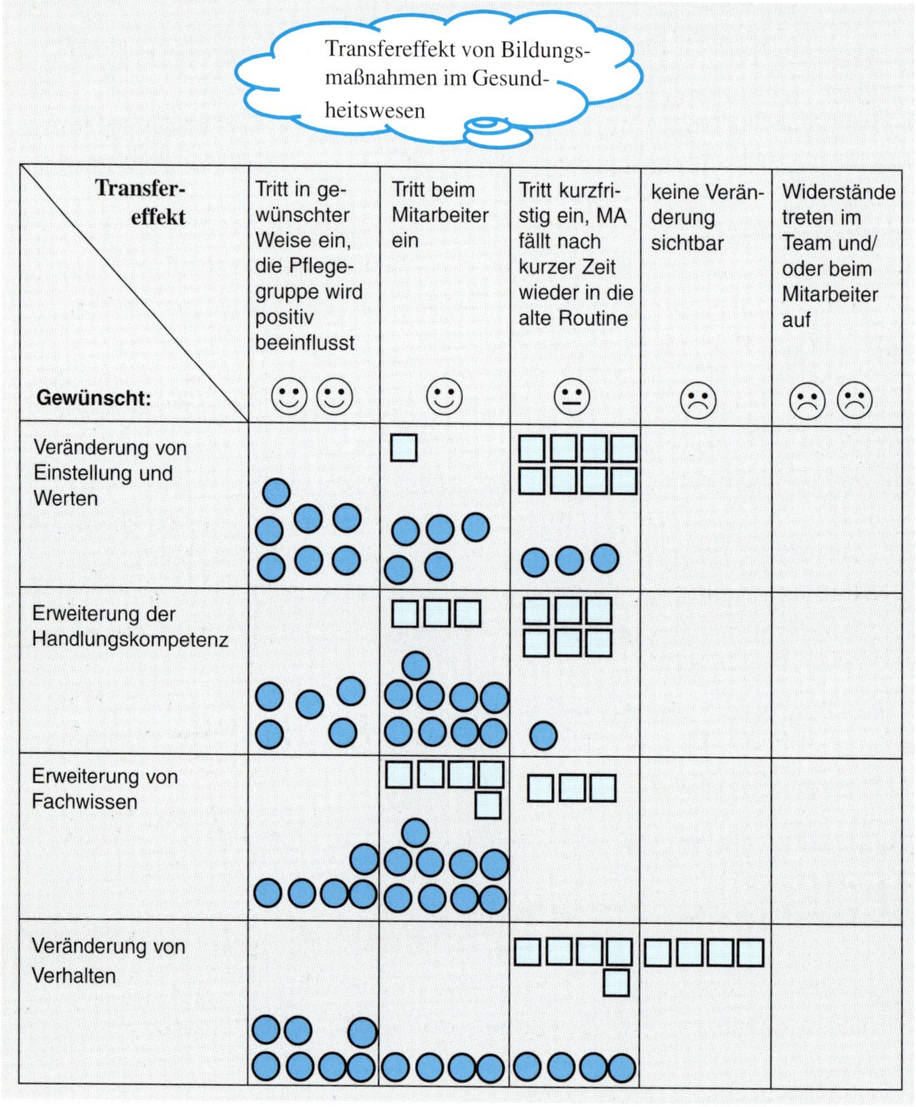

Transfereffekt von Bildungsmaßnahmen im Gesundheitswesen

Transfer-effekt Gewünscht:	Tritt in gewünschter Weise ein, die Pflegegruppe wird positiv beeinflusst 😊 😊	Tritt beim Mitarbeiter ein 😊	Tritt kurzfristig ein, MA fällt nach kurzer Zeit wieder in die alte Routine 😐	keine Veränderung sichtbar ☹	Widerstände treten im Team und/oder beim Mitarbeiter auf ☹ ☹
Veränderung von Einstellung und Werten	●●● ●●● ●●●	□ ●●● ●●●	□□□□ □□□□ ●●●		
Erweiterung der Handlungskompetenz	●●● ●●● ●●	□□□ ● ●●● ●	□□□ □□□		
Erweiterung von Fachwissen	●●●● ●●●● ●●●	□□□□ □ ●●● ●●●●	□□□		
Veränderung von Verhalten	●● ●●●● ●●●●● ●●●●		□□□□ □ □□□□		

Gruppe □: Seminarteilnehmer Personalentwicklung, 9 Pflegedienstleitungen aus dem Krankenhausbereich unterschiedlicher Einrichtungen
Gruppe ●: Seminarteilnehmer Stationsleitungen und stellvertr. Stationsleitungen aus einer Einrichtung
Seminar und inhouse-Schulung der RECOM AKADEMIE, PFLEGE COMPETENCE CENTRUM in 1999

3 BETRIEBLICHE BILDUNG UND FÖRDERMAßNAHMEN ALS BAUSTEINE DER PERSONALENTWICKLUNG

Die Aufgabe der betrieblichen Fort- und Weiterbildung ist es, durch zielorientierte, geplante und systematische Bildungsarbeit die gegenwärtig erforderliche und künftige Qualifikation der Pflegenden zu sichern. Aufgrund der extremen Veränderungen im Gesundheitswesen wird die innerbetriebliche Fortbildung in Zukunft einen stärkeren Stellenwert einnehmen. Betriebliche Fortbildung ist keine einmalig zu planende Aktivität, sondern ein kontinuierlicher Prozess, der überprüft und immer wieder neu geplant werden muss. Für einen bestimmten Zeitraum wird ein Weiterbildungskonzept (orientiert an den Zielsetzungen und der Bedarfserhebung) erstellt, umgesetzt und nach Überprüfung der Ergebnisse wird dieser Vorgang erneut gestartet. Nur ein gewisses Maß an Kontinuität in der Bildungsarbeit wird zu gewünschten Veränderungen innerhalb der Einrichtung führen. Für den Prozess der Bildungsarbeit, von der Bedarfserhebung über die Konzeptplanung, Durchführung und Evaluation, sollte bei einer Belegschaft von 50 bis 200 Mitarbeitern mindestens ein Zeitraum von einem Jahr eingeplant werden.

3.1 GRÜNDE FÜR QUALIFIZIERTE BILDUNGSARBEIT UND FÖRDERMAßNAHMEN

In den Einrichtungen des Gesundheitswesens gibt es unterschiedliche (und doch oft allen Einrichtungen gemeinsame) Gründe und Anlässe für gezielte Förderung und Bildungsangebote:
- Anpassung an die immer rascheren technologischen Veränderungen, sowie wissenschaftlich begründete Erkenntnisse in der Pflege
- Professionalisierungsbestrebungen auf berufspolitischer Ebene
- Schaffung von Wettbewerbsvorteilen gegenüber anderen Einrichtungen im Gesundheitswesen
- Erhöhung der Kunden-/Patientenzufriedenheit
- Optimierung der Arbeitsprozesse, sparsamer Ressourceneinsatz
- Steigende Anforderungen an die Pflegenden durch gesellschaftspolitische Veränderungen sowie Strukturveränderungen innerhalb der Einrichtung (Ausbau der mittleren Managementebene)

3.2 Ablauf von Weiterbildung und Fördermaßnahmen

Abb. 8: Weiterbildung und Fördermaßnahmen

Ziele der Einrichtung - Ziele der Personalentwicklung

Profilvergleichsanalyse:
- Anforderung- und Eignungsprofil
- Mitarbeiterbedürfnisse

Qualitative Bedarfsermittlung:
- Partizipative Bildungsbedarfermittlung
- Dokumentenanalyse (Beurteilungen)
- Folgerungen aus dem Leitbild sowie Strukturänderungen
- Beobachtende Begleitung

Betriebliche Bildung:

Aufstiegs-Weiterbildung	Anpassungs-Weiterbildung

- Training on the job
- Training near the job
- Training into the job
- Training off the job

Bestimmung der Grobziele und des Teilnehmerkreises

- Festlegen von Feinzielen, Lehrinhalten, Lehrmethoden, Dauer
- Dozenten-Akquisition
- Budgetverhandlungen
- Durchführung
- Evaluation

Fördermaßnahmen:
- Job-Rotation
- Job-Enrichment
- Job-Enlargement
- Coaching
- Qualitätszirkel
- Assessment
- Lernnetzwerk

Bestimmung der Grobziele und des Teilnehmerkreises

- Projektleiter festlegen
- Kosten ermitteln
- Budgetverhandlungen
- Evaluation

- Auswertung der Evaluation
- Erhebung des neuen Entwicklungsbedarfes

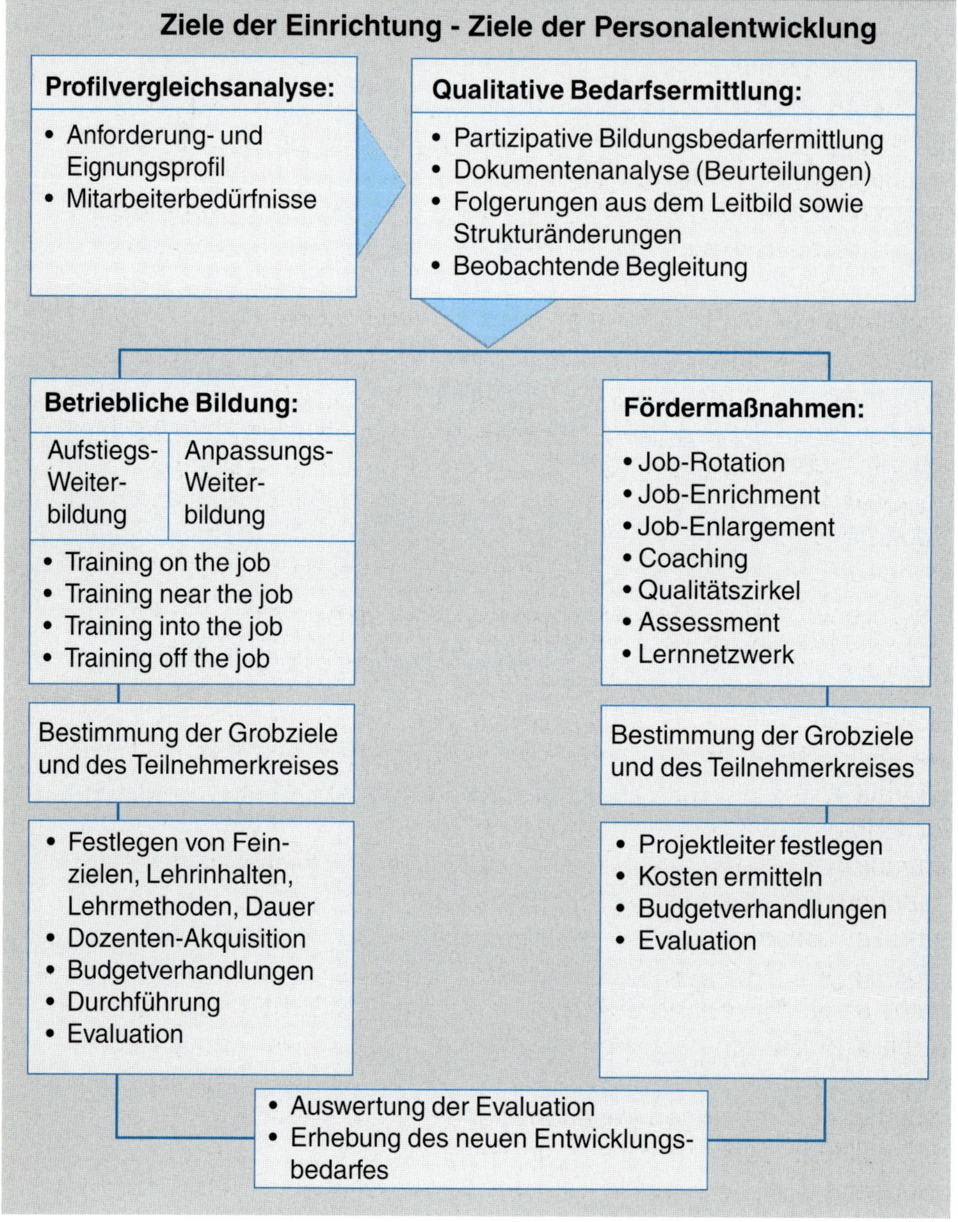

3.3 Training off the Job

Neue Ideen, Denkmodelle und Ansätze zur Entwicklung der Persönlichkeit entstehen in Distanz zum Tagesgeschäft. Die Möglichkeit, mit Abstand das eigene Handeln zu reflektieren und Neues aufzunehmen, wird durch eine Vielzahl von „off-the-job-Trainings" gefördert.

Die Zunahme leistungskritischer Tätigkeiten in vernetzten und komplexen Systemen, die Realisierung ganzheitlicher und gruppenorientierter Gestaltungsoptionen im Pflegebereich erfordern verstärkt berufsbezogene Lernprozesse, die planendes und methodisches Denken, selbständiges Problemlösen und kooperative Verhaltenskompetenzen fördern.

Training off the job kann in unterschiedlichen Variationen gestaltet werden. Interne und externe Bildungsmaßnahmen werden die Bereiche Fachkompetenz, Managementtechniken, Kundenorientierung, Qualitätsmanagement, Führungswissen, Arbeitstechniken, Kommunikations- und Kooperationstechniken, Personalentwicklung, Budgetierung usw. zum Thema haben.

Die Ziele werden zunehmend in der Entwicklung der personalen Kompetenz, der Organisations-, und Teamentwicklung ihre Schwerpunkte finden.
Die vermehrte Reflexion der Lern- und Transferprozesse rückt Begriffe wie „Teilnehmer- und Subjektorientierung" sowie Identitätslernen als zentrale Kategorie der Erwachsenenbildung in den Mittelpunkt. Die Teilnehmerorientierung, die Berücksichtigung der Lebens- und Lernstrukturen von Teilnehmern stehen im Zentrum der didaktischen Überlegungen. Die Erwachsenenbildung versteht das Lernen und die Bildung Erwachsener als *„Aneignung und Korrektur von Deutungen der Lebenswert"* (WEINBERG 1985, S. 37 ff.), als *„Variante der Identitätssuche und als verdeckte Selbstthematisierung"* (SIEBERT 1985, S. 41) Somit wird Erwachsenenlernen nicht mehr nur als Aneignung neuen Wissens, sondern als Vergewisserung, Überprüfung und Modifizierung vorhandener Deutungen gesehen. Dabei ist die Aufgabe der Erwachsenenbildung darin zu sehen, die Reflexion von Deutungen und die Offenheit für „neue Deutungen", neue Sichtweisen zu fördern.

Im Mittelpunkt stehen die Erweiterung der Handlungskompetenz der Mitarbeiter und die Motivation, die Unternehmensleitbilder mit zu leben.

Zahlreiche Arbeiten haben sich damit beschäftigt, herauszufinden, worin sich effektive Lehrer von ineffektiven unterscheiden oder welche Lehrstrategien besonders erfolgreich sind. Es hat sich in mehreren Studien herauskristallisiert, dass die jeweiligen Verhaltensmuster des Lehrers in Abhängigkeit von den speziellen Anforderungen und Bedingungen der Lehr-/Lernsituation das entscheidende Kriterium für den konstruktiven Lehr-/Lernverlauf darstellt.

> GUTE DOZENTEN BESITZEN EINE HOHE HANDLUNGSKOMPETENZ, URTEILSFÄHIGKEIT, METHODEN- UND KOMMUNIKATIONSKOMPETENZ

„Gute Dozenten" weisen deshalb eine hohe Handlungskompetenz, hohe Urteilsfähigkeit sowie die Fähigkeit auf, die Situation und die Bedürfnisse der Teilnehmer zu analysieren. Dazu kommt die Fähigkeit zur sachgerechte Auswahl der Methoden (Sozialformen, Moderationstechniken, TZI) sowie Kommunikations- und Interaktionskompetenzen.

Bei der „Neugewinnung" von Dozenten ist es wichtig, sich über deren Qualitäten ein genaues Bild zu machen und den Lernerfolg der Teilnehmer zu Evaluieren.
Entspricht der Dozent nicht den Erwartungen, besteht aber Entwicklungspotential, so ist ein weiterer Feedbackprozess notwendig. Besteht kein Entwicklungspotential, so ist es besser, sich von dem Dozenten zu trennen.

3.3.1 KRITERIENKATALOG ZUR EINSCHÄTZUNG DES DOZENTEN-/REFERENTENVERHALTENS

Der folgende Kriterienbogen (Abbildung 9) hilft Ihnen, das Dozentenverhalten einzuschätzen und zu beurteilen. Gleichzeitig kann der Kriterienbogen zur Reflexion interner Dozenten im Rahmen der Personalentwicklung genutzt werden.

Zur Übung können Sie den Kriterienbogen durcharbeiten und beispielsweise den Dozenten einschätzen, den Sie bei Ihrer letzten Fortbildung erlebt haben.

Abb. 9: Kriterienbogen zur Dozenteneinschätzung

Zutreffendes ankreuzen:	trifft gar nicht zu	trifft nur gering zu	trifft teilweise zu	trifft häufig zu	trifft vollkommen zu
1 Lernziele					
1.1 *Klarheit* Lernziele und Erwartungen an die Teilnehmer sind klar definiert					
1.2 *Planung* setzt Ordnungskriterien ein, sucht diese oder macht sie sichtbar geht gegliedert vor stimmt verschiedene Arbeitsabläufe aufeinander ab					
1.3 *Kontrolle/Rückmeldung* überprüft Zielerreichung					
2 Fachwissen					
2.1 *Fachliche Kompetenz* ist fachlich auf dem neuesten Stand stellt neuere Erkenntnisse her benutzt neue Literatur					
2.2 *Flexibilität des Wissens* kann sein Wissen flexibel handhaben passt das Wissen Personen/Situationen an					
2.3 *Praxisbezug* kann Verbindungen zwischen theoretischem Wissen und der Praxis der Teilnehmer herstellen entwickelt mit Teilnehmern Möglichkeiten der Anwendung des gelernten Wissens benutzt plastische Bilder, Vergleiche					
2.4 *Fachübergreifendes Wissen* zieht Erkenntnisse anderer Fachrichtungen heran ist auf keine vorgegebene Fachrichtungen fixiert					
2.5 *Fachliche Bedarfsorientierung* Ausgangspunkte sind konkrete Probleme, Mangelerfahrungen, Konflikte der Teilnehmer ermittelt von sich aus fachliche Bedürfnisse, Probleme der Teilnehmer greift fachliche Bedürfnisse der Teilnehmer auf geht vom Vorwissen der Teilnehmer aus					
3 Lehrmethode					
3.1 *Vortrag*					
3.2 *Lehrdiskussion*					
3.3 *Gruppenarbeit*					
3.4 *Fallstudie/-besprechung*					
3.5 *Rollenspiele*					
3.6 *Methodenvielfalt und –wechsel* Methoden sind für die jeweiligen Situationen optimal und wirken nicht „aufgesetzt"					
3.7 *Arbeitstechnik* hält Zeiten ein bearbeitet den gesamten Inhalt, der geplant war besitzt Überblick					

FORTSETZUNG NÄCHSTE SEITE

Zutreffendes ankreuzen:	trifft gar nicht zu	trifft nur gering zu	trifft teilweise zu	trifft häufig zu	trifft vollkommen zu
3.8 *Teilnehmerzentrierung* Dozent ist mehr Moderator und Koordinator als Lehrer und Kontrolleur Dozent nimmt mehr indirekte als direkte Lehrfunktionen wahr Fördert die Selbständigkeit der eigenen Aussagen, Meinungen und Gedanken der Teilnehmer					
3.9 *Soziales Lernen* Teilnehmer wird soziale Anerkennung und Akzeptanz durch die Lerngruppe und den Dozenten verschafft Interaktion und Kommunikation unter den Teilnehmern wird gefördert					
4 **Lehrmedien** **4.1** *Tafel*					
4.2 *Flip-Chart*					
4.3 *Moderationswand*					
4.4 *Overhead-Projektor*					
4.5 *Video-Gerät*					
4.6 *Audio-Geräte*					
4.7 *Medienvielfalt und –wechsel* Medieneinsatz ist optimal und abwechslungsreich weder zu wenig verschiedene Medien, noch ein reines Feuerwerk an Medien					
5 **Emotionales Verhalten** **5.1** *Persönlichkeitswirkung* wirkt freundlich, sympathisch und entgegenkommend					
5.2 *Selbstkontrolle* reagiert auf Angriffe nicht aggressiv wird nicht ironisch oder zynisch erzeugt bei anderen keine Spannungen/Aggressionen					
6 **Rationales Verhalten** **6.1** *Abstraktes und analytisches Denken* erkennt Gemeinsamkeiten zwischen mehreren Sachverhalten leitet allgemeine Regeln aus der Betrachtung von Einzelfällen ab wendet allgemeine Regeln, Ziele auf Einzelfälle an					
6.2 *Kombinatorisches Denken* Kombiniert vorhandene Daten in neuartiger Weise entwickelt Alternativen					
7.2 *Sprachgebrauch* benutzt eine den Teilnehmern adäquate Sprache					
7.3 *Einfachheit der Sprache* benutzt eine einfache verständliche Ausdrucksweise gebraucht anschauliche, konkrete und geläufige Wörter					

FORTSETZUNG NÄCHSTE SEITE

BETRIEBLICHE BILDUNG 3

Zutreffendes ankreuzen:	trifft gar nicht zu	trifft nur gering zu	trifft teilweise zu	trifft häufig zu	trifft vollkommen zu
8 **Selbstsicherheit**					
8.1 *Durchsetzung* verliert Ziele nicht aus dem Auge					
8.2 *Selbstvertrauen* gibt bei Rückschlägen nicht auf lässt sich von Fakten/Sachverhalten, nicht von der Persönlichkeit beeinflussen					
9 **Motivation** Dozent versteht es, die Teilnehmer zu motivieren und zu begeistern Motivation/Begeisterung gilt der fachlichen Weiterbildung und nicht dem Trainer in seiner Rolle als Entertainer					
10 **Umgang mit den Teilnehmern**					
10.1 *Kontakte* geht von sich auf andere zu legt Ziele/Absichten/Methoden seines Verhaltens offen bringt anderen Vertrauen entgegen					
10.2 *Kooperation* greift andere Meinungen/Ideen auf und führt sie gemeinsam mit den Teilnehmern weiter hilft aus Schwierigkeiten setzt sich nicht auf Kosten anderer durch setzt keine Machtmittel ein					
10.3 *Problemlösung* erkennt, wo und wodurch Konflikte entstehen und strebt Lösungen an richtet unterschiedliche/konkurrierende Interessen auf ein Ziel aus wird mit Konflikten mit Teilnehmern fertig					
10.4 *Flexibilität* kann sich auf verschiedene Menschentypen (Querulanten, Skeptiker usw.) einstellen passt sich Gesprächspartnern im Ausdruck an					
10.5 *Modellverhalten* Dozent ist ein gutes Modell für das, was er im Seminar vermittelt					
11 **Lernklima** Dozent kann gelockertes Lernklima herstellen					
12 **Resümee** Erfüllt die Erwartungen Die Erwartungen der Teilnehmer an das Seminar wurden erfüllt.					

(Kriterienbogen entnommen aus: OLESCH 1992: Praxis der Personalentwicklung, S. 164 ff.)

3.4 Training into the Job

Die Einarbeitung neuer Mitarbeiter zählt zu den Maßnahmen „Training into the job".
Wenn die Doppelwahl (jemand bewirbt sich und erhält die Stelle) stattgefunden hat, dann beginnt für die „neue" Pflegende in der Regel eine ereignisreiche und aufregende Phase. Ebenso für die Teammitglieder. Der oder die „Neue" muss auf die gültigen Werte, Normen und Praktiken der Gruppe eingeschworen werden.

Bitte überlegen Sie für sich und Ihre Mitarbeiter:
Welche Einführungen in ein „neues" Arbeitsfeld haben Sie bereits erlebt? Wie wird die Einführung „neuer" Mitarbeiter in Ihrer Einrichtung gestaltet?
Je unvermittelter die Konfrontation mit dem „rauhen Alltag" ist, desto größer sind die Anpassungsprobleme. Gefühle der Entwurzelung, Erniedrigung, Verunsicherung und Destabilisierung sind häufige Erfahrungen, die beim *„in-das-kalte-Wasser-geworfen-werden"* entstehen.
Von KIESER (1985) wurden in Studien zu Einführungsproblemen und Konfliktsituationen zehn Arten von Konflikten thematisiert.

Einarbeitungskonflikte
Hierunter sind Probleme zu verstehen, die in der Art der Einarbeitung begründet sind. Z.B.: Der Mitarbeiter ist auf sich selbst gestellt oder die Einführung orientiert sich nicht an seinem Aufgabenfeld.

Quantitative Rollenübertragung
Der Mitarbeiter wird mit Routinearbeit zugeschüttet, hat zur Bearbeitung zu wenig Zeit und muss mehrere Aufgaben gleichzeitig erledigen.

Professionskonflikte
Konflikte, die im Zusammenhang mit mangelnder qualifikativer Auslastung stehen, Unterforderung, überflüssige Aufgaben etc.

Rollenambiguität
Die Rolle, die der Mitarbeiter einnimmt, ist noch nicht klar definiert, er/sie hat nur vage Vorstellungen, was von ihm/ihr erwartet wird. Ungenaue Angaben über Pflichten, Anweisungen, Aufgabenstellung usw.

Feedback-Defizit
Es mangelt an ausreichender Rückkoppelung. Der Mitarbeiter kann nicht einschätzen, ob seine/ihre Arbeitsleistungen in „Ordnung" sind.

Konflikte in der Tätigkeitsdefinition
Konfliktdimensionen, die in formalen Aspekten der Tätigkeit begründet liegen (zu wenig Entscheidungsspielraum, bürokratischer Aufwand etc).

Kompetenzkonflikte
Der Kompetenzbereich des neuen Mitarbeiters ist nicht definiert, es kann zu Kompetenzüberschreitungen oder -überschneidungen kommen.

Intra-Gruppenkonflikt
Diese Dimension thematisiert soziale Konflikte innerhalb der Arbeitsgruppe.

Entfremdung
Gemeint ist hier das Problem, dass der Einzelne sich innerlich von seiner Abteilung/Station distanziert, weil beispielsweise seine Ideen, Werthaltungen auf kein Verständnis stoßen.

3.4.1 EINFÜHRUNGSPROZESS DES NEULINGS

Der Einführungsprozess des Neulings kann auf unterschiedliche Art und Weise ablaufen. (Induktionsstrategien von SCHEIN (1964, S. 71 f.), übernommen von STIEFEL (1979, S. 31 f.))

- Die Methode „*in-das-kalte-Wasser-werfen*" ist jedem bekannt. Der/die „Neue" muss wie ein Normalmitglied von Anfang an arbeiten und sich über Wasser halten.
- Die Gruppe „*zeigt klare Grenzen auf*": Dem Neuen werden zu Beginn so schwere Aufgaben zugemutet, dass er scheitern muss; auf diese Weise soll er „klein" gemacht werden, somit ist eine anschließende Einflussnahme auf das „neue Mitglied" leichter möglich.
- „*Arbeitsbegleitendes Training*": Der neue Mitarbeiter wird in den normalen Arbeitsbetrieb integriert, ihm ist aber jemand zur Seite gestellt, der ihn bei Schwierigkeiten unterstützt. (Stationsleitung, Mentor, Praxisanleiter oder Bezugsperson)
- „*Trainingsbegleitende Aufgabenübernahme*": Der Neue durchläuft einen Trainingsprozess, der immer wieder kurzfristig durch praktische Erfahrungen am Arbeitsplatz unterbrochen wird.
- „*Vollzeitliches Einführungstraining*": In der Einführungsphase durchläuft der Neue ein Vollzeit-Trainingsprogramm ohne Praxistätigkeit.

3.4.2 Beispiel/ Anregungen für ein Einarbeitungskonzept

Neue Mitarbeiter im Pflegedienst, die entweder innerhalb einer Einrichtung ihre Position verändern, oder von außerhalb kommen, stehen vor einem neuen Aufgabengebiet. Dies schafft Interesse, aber auch Unsicherheit bei dem neuen Mitarbeiter.
Neue Mitarbeiter werden an dem Pflegeleitbild und an den Zielen der Einrichtung und an dem Pflegekonzept unserer Station orientiert. Die Dauer der Einführungsphase wird individuell nach den Bedürfnissen des Mitarbeiters und der Position ausgerichtet.
Ziel der Einarbeitung ist es, dass die Mitarbeiter auf der Basis des Pflegeleitbildes und der Stellenbeschreibung eigenverantwortlich und selbständig arbeiten und zugleich ihre Tätigkeiten nach dem Qualitätsstandard unserer Einrichtung ausrichten.
Das Einarbeitungskonzept erfolgt in Phasen und wird durch den Praxisanleiter dokumentiert (siehe Abbildung 10, S. 50).

Phasen des Einarbeitungsprogrammes:

A) **Vorbereitung auf den neuen Mitarbeiter (Stationsleitung/PDL)**
- Bewerbungsunterlagen auf Vollständigkeit überprüfen
- Stellenbeschreibung
- Praxisanleiter auswählen und einweisen
- Informationsmaterialien zusammenstellen:
  Pflegeleitbild, Pflegedokumentation, Standards, Richtlinien, Verfahrensanweisungen, Informationsheft über die Einrichtung
- Teammitglieder informieren

B) **Erster Arbeitstag**
- Neuen Mitarbeiter in Empfang nehmen (Stationsleitung/ PDL)
- Begrüßungsgespräch führen
- Besichtigung der Einrichtung/ Diensträume/ Verwaltung
- Informationsmaterialien aushändigen
- Einweisung/ Begleitung (Bekleidung, Schlüssel, Administration) durch den Praxisanleiter
- Mitarbeiter vorstellen/einführen (Stationsleitung)
- Einarbeitungskonzept und den Wochenarbeitsplan vorstellen
- Ansprechpartner vorstellen und telefonische Rufbereitschaft sicherstellen

C) **Zweiter Arbeitstag** (trainingsbegleitende Aufgabenübernahme)
- Informationen über Arbeitsabläufe auf der Station, Begleitung der Kernprozesse mit dem Praxisanleiter
- Information über das Pflegeleitbild, Pflegestandards, Qualitätsstandards Pflegedokumentation, Hygienepläne, Erfassung der nosokomialen Infektionen und die Notfallversorgung

D) **Nächster Schritt**
- Übernahme der Versorgung eines Patienten in Begleitung des Praxisanleiters
- Anschließende Fallbesprechung unter den Blickwinkeln Standards, Pflegedokumentation, Qualitätsstandards, Hygiene, Pflegeleitbild
- Festlegen von Zielen, Klären von Fragen mit dem Praxisanleiter
- Mit Hilfe des Stellenplans werden die Kompetenzen und Entscheidungsfreiräume des neuen Mitarbeiters besprochen (Stationsleitung)
- Neuer Mitarbeiter, Stationsleitung und Praxisanleiter entwerfen einen Aktionsplan, der konkrete Unterstützung zu einzelnen Aufgabenbereichen festgelegt, in die der Mitarbeiter in den nächsten Tagen eingeführt werden soll.
- Dokumentation des Aktionsplans

E) **Nächster Schritt**
- Durchführung des vereinbarten Aktionsplanes
- Kontinuierliches Feedback an den Mitarbeiter durch Praxisanleiter und Stationsleitung

F) **Fortschrittskontrolle und Dokumentation**
- Entwerfen eines Fähigkeitsprofils des Mitarbeiters mit der Stationsleitung
- Gegenüberstellung des Anforderungsprofils und Aufzeigen des Entwicklungspotentials
- Fördermaßnahmen planen und an die PDL weiterleiten
- Mitarbeiter wird entweder übernommen oder innerhalb der Probezeit gekündigt
- Der Mitarbeiter wird im Rahmen der betrieblichen Personalentwicklung weiter betreut.

Abb. 10: Checkliste und Dokumentation der Einarbeitungsphase

Checkliste zur Einarbeitung neuer Mitarbeiter

Name des Mitarbeiters:	
Name des Mentors:	
Name der Stationsleitung:	
Name(n) sonstiger Vertreter:	

Einarbeitungsphase Beginn:	Ende:

Kompetenzen im Bereich:	Ja	**B**eraten **A**nleitung **I**nformiert	Bemerkungen
Strukturqualität: Mitarbeiter ist informiert über:			
• Dienste und Dienstplan		I	
• Notfallkoffer, Notdienst		A I	
• Telefonverzeichnisse		I	
• Standards und Pflegeleitbild		B A I	
• Hygienepläne		A I	
• ...			
Prozessqualität:			
• Interpretiert das Pflegeleitbild entsprechend den Visionen der Einrichtung		B A I	
• Kann das Pflegeleitbild in der Pflegepraxis umsetzen		B A I	
• Kennt den Aufbau der Pflegedokumentation und findet sich darin zurecht		B A I	
• Kennt die Pflegestandards und kann nach Standard arbeiten, kann Abweichungen von Standards begründen		B A I	
• ...			

3.5 Training on the Job

Nichts kann die praktische Erfahrung ersetzen. Das wichtigste Training erfolgt „on the job". Jeder, der als Lehrer für Pflegeberufe tätig ist/war, weiß, dass Auszubildende überwiegend durch die Weitergabe und Erfahrungen des Personals in der Pflegepraxis lernen. Dieses „Erfahrungslernen" und die Anpassung der Auszubildenden an die Techniken der Praktiker führt nicht zuletzt zu dem extremen Theorie-Praxis-Gefälle. Im Gesundheitswesen wird am häufigsten eine ungeplante, unsystematische PE am Arbeitsplatz praktiziert, daraus ergibt sich häufig eine zu sehr fach- und betriebsbezogene Wissensaneignung, die in unreflektierter Routine mündet.

In den wenigsten Einrichtungen finden regelmäßige Leistungsbeurteilungen, Feedbackgespräche oder Personalentwicklungsgespräche statt. Auf diese Weise erhalten die Mitarbeiter nach dem Examen kaum noch Rückmeldungen zu ihrem Handeln. Abhängig davon, wie interessiert und motiviert ein Mitarbeiter selbst ist, verbraucht sich sein Wissen und die Aufgaben werden routinemäßig abgearbeitet.

Schafft es die Personalentwicklung in den Einrichtungen des Gesundheitswesens nicht, mit entsprechender Anpassungsqualifizierung und Potentialentwicklung der Pflegenden, die Transferlücke zwischen Pflegeleitbildern und der Pflegepraxis zu verkleinern, haben Pflegende den fiskalen Budgetkürzungen und Einschnitten im Gesundheitswesen nichts entgegen zu setzen.

Die oben bereits erläuterte „Transferlücke" kann nur durch gezielte Personalentwicklungsmaßnahmen verringert werden. Hierzu gehört vor allem „Training on the job".

Als Personalentwicklung „on the job" sind Maßnahmen zu verstehen, die unmittelbar am Arbeitsplatz im Vollzug der Arbeit stattfinden. Sie ist gekennzeichnet durch schrittweise Veränderung der Arbeitsaufgaben, was eine Veränderung der Qualifikation nach sich zieht.

> PE „on the job" = Maßnahmen am Arbeitsplatz während der Arbeit

3.5.1 Vorteile der Potentialentwicklung durch „Training on the job"

Die Vorteile einer derartigen Fortbildung und Potentialförderung bestehen darin, dass
- eine Erhöhung der Motivierung erreicht wird,
- eine Identifikation mit der Einrichtung stattfindet,
- eine verantwortungsbewusste Erledigung von übertragenen Aufgaben erlernt wird,
- die Lernprozesse praxisbezogen organisiert sind,
- die Lernprozesse zur Produktivität der Einrichtung beitragen
- und die Kompetenzen der Mitarbeiter erhöht werden.
- „Training on the job" ist eine kostengünstige Methode

3.5.2 Wie wird „Training on the job" durchgeführt?

- Anleitung und Beratung durch den jeweiligen Fachvorgesetzten (PDL, Stationsleitung, Praxisanleiter, IBF, Qualitätsmanager, Projektleiter)
- Übernahme von Aufgaben und Projekten (z.B. Patenschaft für Standards)
- Teilnahme an Entscheidungsvorbereitungen
- Durchlaufen mehrerer Arbeitsbereiche
- Erfahrungsaustausch mit Gleichgestellten (z.B. Führungspersonen)
- Delegation von Aufgaben

Wie wird in Ihrer Einrichtung „Training on the job" durchgeführt?

3.5.3 Geeignete Methoden für „Training on the Job" im Gesundheitswesen

Abbildung 11 gibt einen Überblick über Methoden, die für „Training on the job" im Gesundheitswesen geeignet sind. Die einzelnen Methoden werden in den nachfolgenden Punkten näher betrachtet.

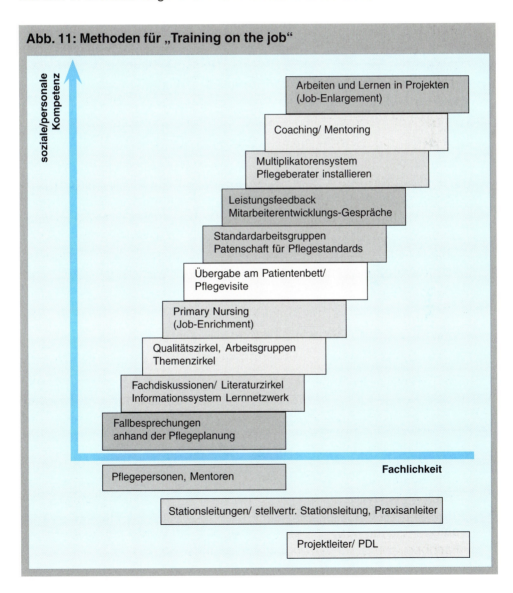

Abb. 11: Methoden für „Training on the job"

3.5.3.1 Fallbesprechungen

Anhand eines beschriebenen Patientenfalles werden mit Hilfe der Pflegeplanung und Pflegedokumentation die Einflussgrößen und Abhängigkeiten sowie Bedeutungen der Pflegeinterventionen reflektiert und neue Problemlösungswege erarbeitet.

Mit dieser praxisnahen Methode werden zwei Ziele verfolgt. Zum einen wird die Pflege regelmäßig reflektiert und im Sinne eines kontinuierlichen Verbesserungsprozesses an der Pflegequalität gearbeitet. Zum anderen werden die Schlüsselkompetenzen der Pflegepersonen gefördert. Der Schwerpunkt der Fördermaßnahme liegt auf der Erweiterung des Fachwissens und kommunikativer Fähigkeiten sowie der Darstellung von Inhalten.

Im Rahmen einer Fortbildung auf Stationsleitungsebene wurde die Einführung von Fallbesprechungen als Methode der Personalentwicklung und Qualitätsverbesserung der Pflegedokumentation ausgewählt und bearbeitet. Mit Hilfe der Moderationstechnik wurden in Kleingruppen der Einführungsprozess und eventuell auftretende Hindernisse reflektiert und bearbeitet. Abbildung 12 zeigt das Ergebnis einer Gruppe.
Eine Reflexion von kritischen Vorfällen kann ebenfalls Inhalt einer Fallbesprechung sein. Hierbei wird der Vorfall schriftlich niedergelegt, analysiert und gemeinsam Vermeidungsstrategien entwickelt.

3.5.3.2 Informationssysteme/ Lernnetzwerk

Krankenhausinformationssysteme können so ausgerichtet werden, dass ein Lernnetzwerk entsteht. So ist beispielsweise durch den einfachen und schnellen Zugang zu den Hygienerichtlinien, Fachartikeln zu bestimmten Themenbereichen und Standards mit Hilfe der EDV ein schneller Zugriff auf benötigte Informationen möglich.

> LERNNETZWERK DURCH ZUGANG ZU WICHTIGEN UND NEUEN INFORMATIONEN

Ebenso wichtig sind Informationen über Budgets, Leistungszahlen, Belegungsstatistik, Komplikationsraten usw. Sie stellen wichtige Informationen im Rahmen der Organisationsentwicklung dar und können darüber hinaus auch im internen Vergleich ein Anreiz für die einzelnen Fachbereiche/Stationseinheiten für Verbesserungen sein.

Abb. 12: Einführung von Fallbesprechungen - Arbeitsgruppen-Ergebnis

Einführung von Fallbesprechungen mit Hilfe der Pflegeplanung

Mögliche Einführung:
- Ist-Analyse der Pflegeplanung auf Qualität
- Vorstellen der Erbebnisse
- Anforderungen der Pflegeplanung im Team formulieren
- regelmäßige Fallbesprechungen 1 x in der Woche während der Übergabe zur Reflexion

Widerstände
- Zeitmangel zur Vorbereitung und Durchführung der Fallbesprechungen
- Die Regelübernahme nimmt soviel Zeit ein, dass kaum Platz für eine Fallbesprechung ist.
- mangelnde Bereitschaft und Einsicht einiger Mitarbeiter

Ursachen für die Widerstände:
- fachliche Unsicherheiten aufgrund von Defiziten
- Bequemlichkeit
- Angst vor Eigenverantwortung
- Angst vor Kritik von Kollegen

Konkrete Maßnahmen:
- Ist-Analyse
- Festen Zeitpunkt planen, Übergabe verlängern
- Anforderungen, Vorgehensweise bei der Fallbesprechung erarbeiten und schriftl. fixieren
- Fallbesprechungen zunächst vormachen (Stationsl. u. Stellvertr.)
- Fallbesprechungen delegieren an MA und Unterstützung geben.

3.5.3.3 Fachdiskussionen/ Literaturzirkel

Im Rahmen von Literaturzirkeln oder Fachdiskussionen können sich Mitarbeiter in eine neue Materie einarbeiten, neue Verfahren in der Pflege diskutieren und reflektieren. Im Rahmen der Diskussionen und der Textarbeiten können die Aufgaben untereinander aufgeteilt werden, so dass sich der Aufwand für den Einzelnen verringert, die konkrete eigene Situation berücksichtigt und auf die speziellen Lerninhalte und -barrieren der Einzelnen besser eingegangen werden kann. Das Ergebnis der Literaturzirkel und Fachdiskussionen sollte durch Informationsveranstaltungen, Standards oder andere Methoden einer größeren Anzahl von Mitarbeitern zugänglich gemacht werden.

Qualitätszirkel/ Themenzirkel/ Arbeitsgruppen
siehe Punkte 10.1 und 10.2

Primary Nursing
siehe Punkt 8.4

3.5.3.4 Übergabe am Patientenbett/ Pflegevisite

Die **Dienstübergabe** am Krankenbett ist ein regelmäßiger Informationsaustausch am Patientenbett. Schichtaktuelle Ereignisse und Veränderungen und der Pflegeverlauf werden mit dem Patienten gemeinsam erörtert.

Die **Pflegevisite** ist inhaltlich umfassender und reflektiert mit dem Patienten nicht nur schichtaktuelle Aspekte sondern den gesamten Pflegeprozess. Die Pflegeplanung wird hier aktualisiert und Pflegewirkung eingeschätzt.

Werden die Übergaben bzw. Pflegevisiten regelmäßig reflektiert und kontinuierlich mitarbeiterbezogen verbessert, so werden die Kompetenzen sowohl auf fachlicher wie auch psychosozialer und kommunikativer Ebene enorm steigen.

3.5.3.5 Standardarbeitsgruppen/ Patenschaft für Pflegestandards

Pflegestandards sind eine Art Verfahrensanweisung für Pflegeinterventionen bzw. Pflegeabläufe. Pflegestandards werden in der Regel in Arbeitskreisen erstellt und anschließend eingeführt.

Im Rahmen von Standard-Arbeitsgruppen werden Schlüsselqualifikationen wie z.B. Pflegewissen, Formulierung eines Standards, Diskussions- und Kompromissfähigkeit gefördert.

Fast in jede Einrichtung des Gesundheitswesens gibt es mittlerweile Pflegestandards. Die Mitarbeiter und Mitarbeiterinnen, die im Arbeitskreis hoch motiviert einen Standard entwickelt haben, sind im Verlauf der Einführung und Umsetzung des Standards enttäuscht worden. Viele Kollegen im Team halten Standards aus unterschiedlichsten Gründen nicht ein. Die Pflegeinterventionen werden trotz Standard sehr individuell abgeändert. Die Ursachen hierfür sind mannigfaltig. Ein Grund ist, dass die Pflegeinterventionen der Mitarbeiter nicht regelmäßig kontrolliert und reflektiert werden. Sowohl Pflegende als auch Stationsleitungen definieren die Reflexion von Arbeitsprozessen der Kollegen nicht als „ihr Aufgabengebiet". Durch die Übertragung einer Patenschaft für einen Standard erhält die Pflegende offiziell die Legitimation und den Auftrag, die Kollegen im Team auf Abweichungen vom Standard hinzuweisen und korrigierend einzugreifen. Dadurch lässt sich nach kurzer Zeit eine erheblich höhere Rate standardkongruenter Interventionen erreichen. Die Pflegenden lernen, Arbeitsprozesse zu reflektieren und üben, konstruktive Kritik zu geben und anzunehmen.

3.5.3.6 Leistungsfeedback /Mitarbeiterreflexionsgespräche

Die Stationsleitung/PDL hat verschiedene Möglichkeiten/Anlässe, den Mitarbeitern ein Leistungsfeedback im Rahmen eines Mitarbeiterreflexionsgespräches zu geben. Einige Beispiele:

- Rückmeldung nach einer beobachtenden Begleitung (s. auch 5.3.1)
- Reflexion von Sonderaufträgen oder Fallbesprechungen
- Zielvereinbarungen treffen und regelmäßige Rückmeldung über Zielerreichung
- Zufällige und ungeplante Rückmeldung bei besonderen Ereignissen.

3.5.3.7 Multiplikatorensysteme

Die Grundidee des Multiplikatorensystems ist es, in der Einrichtung qualifizierte interne Spezialisten für bestimmte Pflegefragen zu implementieren. Dieser interne „Spezialist" beispielsweise für Diabetes, Wundversorgung, Stomatherapie oder Bobath-Konzept übernimmt die Beratung und Anleitung der Pflegepersonen bei Problemstellungen sowie die kontinuierliche Schulung und Information über Veränderungen und Neuerungen. Mitarbeiter, die als Multiplikator gefördert werden, entwickeln zum einen kompetentes Fachwissen in bestimmten Bereichen und zum anderen Fähigkeiten im Bereich Wissensvermittlung, Motivationsarbeit, Anleitung und kontinuierliches Lernen. Genau diese Fähigkeiten sind für die Funktion der Stationsleitung von großer Bedeutung. Aus diesem Grund ist es denkbar, die Tätigkeit als Multiplikator als Voraussetzung für die Stationsleitungsfunktion zu definieren.

3.5.3.8 Coaching/ Mentoring

Die unterstützende Beziehung der Stationsleitung und stellvertr. Stationsleitung als Coach, Mentor oder Instruktor in Bezug auf Personalentwicklung und Qualitätsverbesserung ist eine neue, zusätzliche Rolle für das mittlere Management im Gesundheitswesen. Hier sind qualitativ andere Ansprüche an die Führungsebene der Stationsleitungen gestellt als bisher. Beim Coaching/Mentoring handelt es sich überwiegend um einen Interaktionsprozess mit dem Ziel, das Leistungsvermögen und die Zufriedenheit des Mitarbeiters zu erhalten und zu steigern.

Coaching und Mentoring im Bereich Pflegefachlichkeit und –qualität sind denkbar durch begleitende Beobachtungen mit anschließender Reflexion des Pflegeprozesses, Gestaltung gemeinsamer Arbeitsprozesse, Unterstützung bei Arbeitsaufträgen und Hilfestellung bei der Erreichung von Zielvereinbarungen.

Über die Methode des Coaching und Mentoring werden die Schlüsselqualifikationen der Mitarbeiter individuell in unterschiedlicher Intensität gefördert.

3.5.3.9 Arbeiten und Lernen in Projekten

Projekte sind zeitlich befristete, einmalige und umfangreiche Aufgabenstellungen bzw. Einführungsprozesse, die neben den laufenden täglichen Routinearbeiten erfüllt werden müssen. Das Projektziel ist vorgegeben und genau definiert, der Weg zum Ziel wird im Rahmen der Projektarbeit entwickelt. Die Projektarbeit kann in unterschiedlichen organisatorischen Strukturen durchgeführt werden. Z.B.:

- Projektarbeit ist von einer stabsartigen Koordinationsstelle organisiert
- Projektarbeit wird durch ein spezielles Projektteam geleistet
- Projektarbeit in der Matrixorganisation

Gerade bei der Projektarbeit in der Matrixorganisation werden die interdisziplinäre Zusammenarbeit und die Flexibilität aller betroffenen Mitarbeiter gefördert. (Matrixorganisation bedeutet, dass der Projektleiter der normalen Betriebsorganisation offiziell zur Seite gestellt wird. Der Projektleiter arbeitet an verschiedenen Schnittstellen abteilungsübergreifend mit den jeweiligen Leitungskräften zusammen. Die Mitarbeiter sind sowohl dem "normalen" Vorgesetzten als auch dem Projektleiter unterstellt.)

Durch Projektarbeiten werden insbesondere soziale Kompetenzen gefördert, wie z.b. selbständiges Denken, soziale Situationen meistern, kommunikative Fähigkeiten schulen, Frustrationstoleranz steigern, Verantwortungsübernahme für Problemlösungen usw. Weiteres zur Projektarbeit siehe Punkt 10.3.

3.6 FÖRDERPROGRAMME

Betrachtet man Personalentwicklung unter dem Blickwinkel „personale Entwicklung", liegt ein pädagogisch-psychologischer Zugang nahe.
In diesem Fall orientiert sich die Personalentwicklung am Prinzip der Förderung. OLESCH (1988, S. 5) definiert: *„Personalentwicklung ist die Förderung von Mitarbeitern aus den eigenen Reihen zur Vorbereitung auf die Übernahme von höherer Verantwortung durch gezielte Fördermaßnahmen".*
Förderung bedeutet aus der Sicht der Personalentwicklung, Entwicklungspotentiale zu wecken und Lernprozesse zu unterstützen, die die Kompetenz eines Mitarbeiters erweitern und damit sein Qualifikationsniveau erhöhen.
Förderprogramme können sich unterschiedlicher Methoden bedienen. Sie können in Form von „Training off the job", „Training on the job", oder „Training into the job" organisiert werden.
Im Bereich der Förderprogramme werden in letzter Zeit die Begriffe „Job-Rotation", „Job-Enlargement" und „Job-Enrichment" als „Training on the job" diskutiert. Nachfolgend ein kurzer Überblick über die Fördermöglichkeiten hinter diesen Begriffen:

3.6.1 JOB-ROTATION

Bei der Job-Rotation erhält der Mitarbeiter die Möglichkeit, verschiedene Arbeitsbereiche der Einrichtung kennen zu lernen. Abhängig von der Zielsetzung des Unternehmens können dem Mitarbeiter unterschiedliche Arten von Job-Rotation ermöglicht werden. Im Folgenden einige Beispiele.

Beispiel: „Weiterqualifizierung von Stationsleitungen"
Im Rahmen eines Förderprogrammes zur Weiterqualifizierung von Stationsleitungen werden zwei Rotationszyklen durchlaufen. Weitere zentrale Elemente des Qualifikationsprogramms sind Projektarbeiten und Trainings- und Managementeinheiten. Ziel des Programms ist es, die Führungspersonen auf die veränderten Anforderungen, wie wirtschaftliches, kundenorientiertes und ganzheitliches Denken und Arbeiten sowie auf die Personalführung und Förderung eines hohen Qualitätsniveaus einzustellen. Die Teilnahme an dem Programm soll im Speziellen die Schlüsselqualifikationen flexibles Denken und Verantwortungsübernahme fördern (siehe Abbildung 13).

Beispiel: „Erweiterung der Handlungskompetenzen der Mitarbeiter einer Fachrichtung"
Zur Erhöhung der Handlungskompetenzen innerhalb einer Fachrichtung wird den Mitarbeitern eine Job-Rotation ermöglicht. Das Projekt wird durch einen Praxisanleiter begleitet. Innerhalb eines Jahres werden Mitarbeiter nach einem Einführungsseminar jeweils für drei Monate auf einer anderen Station der gleichen Fachrichtung eingesetzt. Dabei werden spezielle Aufgaben- und Fragestellungen bearbeitet.

Einige Beispiele:
Wie ist die Arbeit auf dieser Station organisiert?
Welche Prozesse sind ähnlich organisiert wie auf meiner Station?
Welche Prozesse sind anders organisiert?
Prozesse, die anders organisiert sind, werden auf ihre Qualität hin reflektiert.

Nach drei Monaten ist der Mitarbeiter zunächst auf seiner eigenen Station eingesetzt. Die Erfahrungen und Erlebnisse werden in geleiteten Arbeitskreisen im Team diskutiert. Mit der Fragestellung: „Gibt es Prozesse, die wir optimieren können?"
Im Anschluss wird mit dem Mitarbeiter entschieden, ob eine weitere Rotationseinheit folgen soll.

Beispiel: „Job-Rotation zur Förderung des gegenseitigen Verständnisses für andere Fachabteilungen"
Wer kennt das nicht, jeder schimpft auf die andere Fachabteilung. Häufig kommen Missmut und Unzufriedenheit auf, weil die Mitarbeiter aufgrund der fehlenden Einblicke in die Arbeitsprozesse der anderen Ein-

Abb. 13: Job-Rotation - Weiterqualifizierungsprogramm für Stationsleitungen

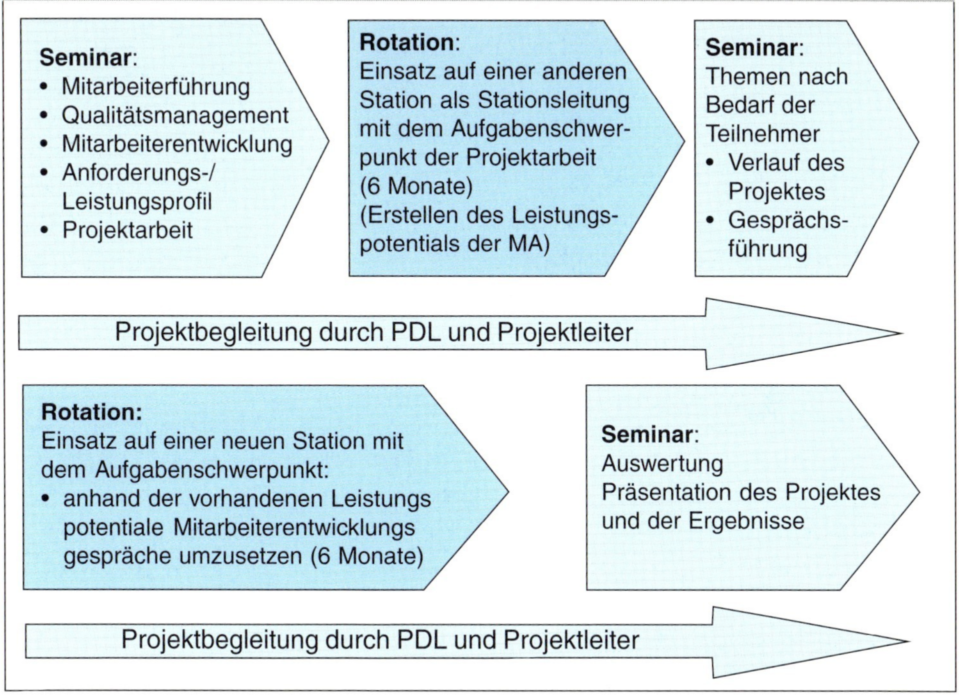

Seminar:
- Mitarbeiterführung
- Qualitätsmanagement
- Mitarbeiterentwicklung
- Anforderungs-/ Leistungsprofil
- Projektarbeit

Rotation:
Einsatz auf einer anderen Station als Stationsleitung mit dem Aufgabenschwerpunkt der Projektarbeit (6 Monate) (Erstellen des Leistungspotentials der MA)

Seminar:
Themen nach Bedarf der Teilnehmer
- Verlauf des Projektes
- Gesprächsführung

Projektbegleitung durch PDL und Projektleiter

Rotation:
Einsatz auf einer neuen Station mit dem Aufgabenschwerpunkt:
- anhand der vorhandenen Leistungspotentiale Mitarbeiterentwicklungsgespräche umzusetzen (6 Monate)

Seminar:
Auswertung Präsentation des Projektes und der Ergebnisse

Projektbegleitung durch PDL und Projektleiter

heiten kein Verständnis für deren Entscheidungen entwickeln können. Zur Förderung der Unternehmenskultur und des gegenseitigen Verständnisses ist es möglich, Mitarbeitern die Möglichkeit zu eröffnen, die Funktionseinheiten durch ein „Schnupperpraktikum" kennen zu lernen.

3.6.2 JOB-ENLARGEMENT (ARBEITSERWEITERUNG) UND JOB-ENRICHMENT (ARBEITSBEREICHERUNG)

Bei Job-Enlargement und Job-Enrichment geht es um Förderprogramme, die eine Arbeitserweiterung (z. B. Erweiterung der Kompetenzen oder neue Aufgabenbereiche) und Arbeitsbereicherung (z. B. durch Erhöhung des Verantwortungsbereiches oder Erweiterung des Entscheidungsfreiraumes) anstreben.
Ziel der Förderprogramme ist es, neben der Potentialentfaltung die Motivation und die Arbeitszufriedenheit zu steigern.

Beispiele aus der Pflegepraxis für Job-Enlargement und Job-Enrichment:

- Organisation und Austausch von Pflegepersonen im Rahmen einer Patenschaft.
- Organisation und Gestaltung eines Informationstages über die Pflege im Rahmen eines „Tag der offenen Tür".
- Darstellung von Pflegekonzepten in Zeitschriften im Rahmen der Öffentlichkeitsarbeit oder der Klinikzeitschrift.
- Ganzheitliche Pflegeorganisationsformen wie z.B. Primary Nursing.

Nach KOHN (1981) gilt z.B. berufliche Selbstbestimmung verbunden mit einer hohen Komplexität der zu bewältigenden Arbeit als zentrale Determinante geistiger Beweglichkeit, die auf die gesamte Lebenstätigkeit ausstrahlt.

Persönlichkeitsentfaltende Merkmale:

- komplexe und abwechslungsreiche Tätigkeiten
- Sinnhaftigkeit und Ganzheitlichkeit
- Experimentierchancen
- kollegiale Kommunikations- und Interaktionsformen
- demokratische Entscheidungsverfahren
- Entwicklungsmöglichkeiten

Persönlichkeitshemmende Merkmale:

- einfache, eintönige Tätigkeiten
- standardisierte Routinetätigkeit
- autoritäre Sozialbeziehung
- autokratische und bürokratische Entscheidungsverfahren
- perspektivlose Entwicklungsmöglichkeiten

Die Organisationsentwicklung, die in vielen Einrichtungen durch ganzheitlich orientierte Prozesse (Primary Nursing/Bezugspflege, Überleitungspflege, vernetztes Arbeiten und Lenken von Prozessen, Informationssysteme usw.) gekennzeichnet ist, weist die persönlichkeitsentfaltenden Merkmale auf.

4 INSTRUMENTE DER PERSONALENTWICKLUNG

4.1 DAS ANFORDERUNGSPROFIL

Das Anforderungsprofil enthält alle notwendigen und wünschenswerten Merkmale und Kompetenzen einer Person, welche die Stelle besetzen soll.
Ein Anforderungsprofil gibt Antwort auf folgende Fragen:

Fachprofil:
- Welche fachliche Vorbildung bzw. Ausbildung wird vorausgesetzt?
- Welche geistigen Fähigkeiten sind erforderlich?
- Über welche praktischen Berufserfahrungen muss der Stelleninhaber verfügen?

Persönlichkeitsprofil:
- Welche Verhaltensweisen/Eigenschaften soll der Stelleninhaber mitbringen?
- Welche sozialen Fähigkeiten sind erforderlich?
- Welche Einstellung zum Aufgabenfeld sollte der Mitarbeiter mitbringen?

Fachliche und bildungsgemäße Anforderungen lassen sich relativ leicht und eindeutig festlegen, wogegen persönliche Anforderungen bedeutend schwieriger zu formulieren sind. Ein Persönlichkeitsprofil stellt ein Raster dar, welches die für eine bestimmte Stelle charakteristischen Eigenschaften beinhaltet. Die Eigenschaften können in Gruppen gegliedert werden. (siehe als Beispiele die Punkte 2.1.1-2.1.4)

4.1.1 Hilfreiche Fragestellungen zur Erstellung eines Anforderungsprofils

Ziel und Zweck der Position
- Wie sieht das gewünschte Endprodukt oder die gewünschte Dienstleistung aus?
- Welche internen Kontakte sind involviert?
- Welche externen Kontakte sind involviert?
- Welche Konsequenzen hat eine schlechte Arbeitsleistung/Totalversagen?

Die tatsächlichen Aufgaben des Mitarbeiters
- Worin liegen die täglichen Aufgaben?
- Welches sind die wichtigsten Pflichten?
- Wie oft sind diese Pflichten zu erfüllen?

Fähigkeiten auf zwischenmenschlicher Ebene - Sozialkompetenz
- Welche Fähigkeiten im Umgang mit Menschen sind erforderlich, damit der Kontakt zu anderen funktioniert?

Fähigkeiten auf persönlicher Ebene - Persönlichkeitskompetenz
- Wie wichtig ist die persönliche Einstellung?
- Welches Persönlichkeitsprofil benötigt der Stelleninhaber?

Fachliche Fähigkeiten - Fachkompetenz
- Welche fachlichen Kenntnisse erfordert die Funktion?
- Welche Ausbildung erfordert die Funktion?
- Wie viele Jahre Berufspraxis erfordert die Funktion?
- Verlangt die Stelle detailgenaues Arbeiten?
- Ist logisches und stark argumentativ ausgerichtetes Denken gefragt?
- Welche fachlichen Fähigkeiten sind unverzichtbar?

Anwendungen der Fachkenntnisse - Methodenkompetenz
- Welche Fähigkeiten in Bezug auf die Anwendung der fachlichen Kenntnisse sind erforderlich?

Welches Entwicklungspotential ist gewünscht?
- Welche POTENTIALE benötigt der Bewerber, um die Position auch in Zukunft erfolgreich besetzen zu können. Grundlage dafür sind die Anforderungen auf Grund der unternehmerischen Zielsetzungen.

Formale Jobkriterien
- Wie lautet die direkt vorgesetzte Stelle?
- Gibt es unterstellte Stellen? Wenn ja, welche?
- Gibt es eine Vertretung, wenn ja, wen?
- Erfolgt eine Vertretung durch den Stelleninhaber?
- Welche Entscheidungen und Kompetenzen liegen im Verantwortungsbereich des Stelleninhabers?
- Wie sehen die allgemeinen Arbeitsbedingungen aus (Ort, Arbeitszeit etc.)?

Um die verwendeten Merkmale und Kennzeichen zu gewichten, kann eine graduelle Abstufung vorgenommen und in Form von Spalten grafisch dargestellt werden.

Eine graduelle Abstufung für die Notwendigkeit der einzelnen Merkmale kann z.B. wie folgt lauten:

- unbedingt erforderlich
- erforderlich
- nicht erforderlich

Wird für einen Arbeitsbereich ein generelles Anforderungsprofil erstellt, so kann für verschiedene Stellen mit unterschiedlichen Anforderungen die Ausprägung der einelnen Merkmale angegeben werden. Der Ausprägungsgrad einer bestimmten Stelle (z.B. Leitung) kann von *deutlich zu erkennen* bis *nicht zu erkennen* abgestuft gekennzeichnet werden. Ein Beispiel ist in Abbildung 14 dargestellt. Als Beispiel für ein ausformuliertes Anforderungsprofil zeigt der folgende Abschnitt 4.1.2 einen Ausschnitt eines Anforderungsprofils an eine Primary Nurse.

Abb. 14: Anforderungsprofil mit Ausprägungsgrad (Ausschnitt)

Im Anforderungsprofil wird für eine Stationsleitung für den Bereich „Flexibilität und Initiative" beispielsweise folgende Ausprägung definiert:

Anforderungsprofil / Ausprägungsgrad	deutlich zu erkennen 5	4	3	2	nicht zu erkennen 1
Flexibilität und Initiative					
• stellt sich schnell auf veränderte Sachlagen ein		L			
• richtet die Arbeitsführung auf die neue Situation aus		L			
• reagiert schnell bei akuten Problemen		L			
• behält dabei die Übersicht		L			
• erkennt Aufgaben aus eigenem Antrieb und greift sie auf, ohne den Weg genau vorgezeichnet zu bekommen		L			

Verschiedene Positionen/Stellen innerhalb eines Arbeitsbereiches mit jeweils anderen Anforderungsprofilen lassen sich in einer gemeinsamen Tabelle darstellen, wenn für die einzelnen Positionen unterschiedliche Symbole oder Kürzel benutzt werden, z.B.

PDL   D
Stationsleitung/Wohnbereichsltg.   L
Pflegeperson   O
Mentoren/ Praxisanleiter   P

Als weitere Bereiche und Aspekte eines Anforderungsprofils können formuliert werden:

Fachlichkeit/ Pflegewissen

- besitzt ein umfangreiches Fachwissen in der Breite und in der Tiefe
- die Arbeit orientiert sich am Kunden und dessen Wohl
- setzt das Pflegeleitbild in der Pflegepraxis um

- findet sich in der Pflegedokumentation zurecht, dokumentiert präzise und knapp
- kennt die Pflegestandards und arbeitet nach Standard, begründet Abweichungen von Standards und dokumentiert diese
- ist fachlich auf dem neuesten Stand
- handelt verantwortungsbewusst und den Hygienerichtlinien entsprechend korrekt
- führt die Arbeiten fehlerfrei aus und setzt dabei theoretische u. praktische Kenntnisse ein
- erledigt die Arbeiten in vorgegebener Zeit

Urteilsvermögen und Selbstreflexion
- erkennt Ziele und Notwendigkeiten
- setzt Prioritäten richtig
- wählt neue Lösungswege nach ihrer Wirksamkeit und setzt sie ein
- kontrolliert eigene Arbeitsergebnisse
- schätzt die eigene Arbeitsleitung realistisch ein

Teamarbeit
- arbeitet mit Kollegen, Mitarbeitern und Vorgesetzten zusammen
- wirkt bei gemeinsam zu leistenden Aufgaben mit
- leitet Informationen exakt und schnell weiter
- geht diskret mit vertraulichen Dingen um

Überzeugungs- und Durchsetzungskraft
- bildet sich eine eigene Meinung aufgrund der Fachkompetenz und vertritt diese verständlich
- überzeugt andere auch gegen Widerstände durch Argumente und Rhetorik

Führungsverhalten
- setzt Mitarbeiter zielorientiert ein
- trifft Entscheidungen, die das Aufgabenziel erreichen
- Anweisungen sind klar und unmissverständlich

- motiviert Mitarbeiter
- vertritt die Entscheidungen der Einrichtung bei den Mitarbeitern
- bleibt in Konfliktsituationen sachlich und ruhig

Auffassungsgabe/ Denk-/ Urteilsvermögen
- nimmt Sachverhalte und Zusammen-hänge schnell und richtig wahr
- kann diese richtig erfassen und logische Schlussfolgerungen ziehen
- entwickelt wirksame Lösungsmöglichkeiten

Verantwortungsbewusstsein/ Verantwortungsbereitschaft
- ist sich über die Tragweite seiner/ihrer Entscheidungen bewusst
- steht zu seinen/ihren Entscheidungen
- übernimmt Verantwortung

Planungsvermögen
- plant die Erledigung der Aufgaben vorausschauend
- organisiert Arbeitsabläufe rationell

Mündlicher/schriftlicher Ausdruck
- drückt sich klar und unmissverständlich aus
- die Ausdrucksweise ist treffend und fachlich korrekt
- trägt Inhalte lebendig und flüssig vor
- argumentiert überzeugend und sinnvoll
- formuliert präzise, differenziert und knapp in übersichtlicher, strukturierter und folgerichtiger Form

4.1.2 AUSSCHNITTE EINES ANFORDERUNGSPROFILS AN EINE PRIMARY NURSE

Folgende Ziele bzw. Lernziele sollen erfüllt werden:

Kommunikations- , Interaktionsfähigkeiten:
- Die Pflegende kann Gespräche mit Patienten und Angehörigen im Sinne einer patientenorientierten Gesprächsführung nach ROGERS durchführen.

- Die Pflegende kann das Gespräch so führen, dass der Patient größtmögliche Fähigkeiten zur eigenen Problemlösung entwickelt.
- Die Pflegende führt ihre Gespräche wertfrei und hat eine akzeptierende Grundhaltung gegenüber dem Gesprächspartner.
- Die Pflegende kann eine gemeinsame Gesprächsebene herstellen.
- Die Pflegende kann Gespräche im Sinne der gesamttherapeutischen Zielsetzungen mit dem Patienten führen (Gespräche mit manischen, psychotischen Patienten).
- Die Pflegende kann Informationen wertfrei, sachlich und gut verständlich weitergeben.
- Die Pflegende kann Informationen zusammenfassen, ohne diese zu bewerten oder eigene Interpretationen vorzunehmen, und diese im Rahmen von Assessmentrunden darstellen.
- ...

Beziehungsfähigkeit und professionelle Empathie:

- Die Pflegende kann den Patienten annehmen wie er ist und beurteilt ihn nicht nach ihren eigenen Wertmaßstäben.
- Die Pflegende orientiert sich an dem, was der Patient braucht.
- Die Pflegende hat das Einfühlungsvermögen, den Patienten da abzuholen, wo er steht.
- Die Pflegende kann therapeutische Beziehungen (entsprechend dem Krankheitsbild des Patienten) gezielt aufnehmen, gestalten und beenden.
- Die Pflegende kann den Kontakt konstruktiv gestalten und bleibt dabei echt und selbstkongruent.
- ...

Teamfähigkeit

Konfliktfähigkeit

Bereitschaft zur Selbstreflexion

Bereitschaft zur Supervision

...

4.2 Leistungs- und Eignungspotential des Mitarbeiters

Das Leistungspotential bezieht sich auf den Arbeitserfolg und wird in Arbeitsqualität und –quantität unterschieden.
Die Potentialbeurteilung ist identisch mit den Kriterien des Anforderungsprofils, die in der Anforderungssituation der Einrichtung formuliert sind. Der Mitarbeiter wird nach denselben Kriterien, die im Anforderungsprofil formuliert sind und nach seinem Potential beurteilt.
Es bietet sich an, die Eigenschaften, Kennzeichen des Anforderungsprofils zu operationalisieren und explizit zu definieren. Somit wird die Einschätzung für den Anwender einfacher und eine Potentialbeurteilung unterliegt weniger subjektiven Eindrücken.

Die Merkmale und Kriterien des Anforderungsprofils (Abb.14) finden sich in der **Potentialbeurteilung** des Mitarbeiters (Abb. 15) wieder.

Abb. 15: Potentialbeurteilung des Mitarbeiters

Potentialbeurteilung / Anforderungsprofil	deutlich zu erkennen 5	4	3	2	nicht zu erkennen 1
Flexibilität und Initiative • stellt sich schnell auf veränderte Sachlagen ein • richtet die Arbeitsführung auf die neue Situation aus • reagiert schnell bei akuten Problemen • behält dabei die Übersicht • erkennt Aufgaben aus eigenem Antrieb und greift sie auf, ohne den Weg genau vorgezeichnet zu bekommen	Stellt sich schnell auf veränderte Sachlagen ein und reflektiert Routineabläufe kritisch. Richtet die Arbeitsausführung auf die neue Situation aus und reagiert schnell und sicher bei akuten Problemen. Behält die Übersicht auch im Detail und erkennt die Aufgaben aus eigenem Antrieb und greift sie auf, ohne den Weg genau vorgezeichnet zu bekommen.	Ist im Routineablauf sicher, entscheidet selbständig, ob Abweichungen notwendig sind. Reagiert auf aktuelle Probleme und findet Lösungswege. Erkennt die Aufgaben aus eigenem Antrieb, ergreift diese und behält die grobe Übersicht.	Ist im Routineablauf sicher, erkennt, wenn Abweichungen notwendig sind und holt sich Bestätigung bei der Schichtführung. Kann neue Situationen ohne große Anleitung umsetzen. Stellt sich auf die neue Situation ein, fühlt sich dabei aber unsicher. Aufgaben werden nach Absprache ohne große Erklärungen abgearbeitet.	Ist im Routineablauf sicher und weicht nach Aufforderung davon ab. Nach genauer Anleitung wird die Arbeitsführung auf die neue Situation zugeschnitten. Benötigt Zeit, sich auf akute Situationen einzustellen u. vorzubereiten. Behält dann den groben Überblick. Aufgaben werden erkannt und nach Absprache abgearbeitet.	Ist im Routineablauf sicher und weicht ungern davon ab. Akute Probleme können nicht selbständig bewältigt werden. Verliert den Überblick. Arbeitet nach Aufforderung und Arbeitszuteilung.

Anforderungsprofil und Mitarbeiterpotential werden miteinander verglichen. Notwendige Qualifizierungsmaßnahmen werden eingeleitet durch gezielte Personalentwicklung.

4.3 STELLENBESCHREIBUNG ALS INSTRUMENT DER PERSONALFÜHRUNG

Die Stellenbeschreibung stellt eine verbindliche und in einheitlicher Form abgefasste Festlegung der Eingliederung einer Stelle in den Organisationsaufbau, ihrer Ziele, Aufgaben und Kompetenzen sowie der Beziehung zu andern Stellen dar.

4.3.1 ZIELE DER STELLENBESCHREIBUNG

Mit einer Stellenbeschreibung werden unterschiedliche Ziele verfolgt:
- Transparenz über Aufgaben, Kompetenz- und Entscheidungsbereich
- Verbesserung der Organisationsstruktur, Über- und Unterordnungsverhältnisse sind geklärt, Delegation zwischen Vorgesetzten und Mitarbeitern ist definiert
- Erleichterung der Stellenbesetzung und der Einarbeitung neuer Mitarbeiter
- Ermöglichung von Beurteilungen und Mitarbeiterentwicklung
- Erleichterung der PE
- Führungsinstrument, die Mitarbeiter kennen ihren Aufgabenbereich

Somit verfolgt die Stellenbeschreibung ähnliche Ziele wie das Anforderungsprofil an den Stelleninhaber. Mit Hilfe einer Stellenbeschreibung lässt sich ein Anforderungsprofil leichter erstellen.
Wieweit mit Hilfe der Stellenbeschreibung die aufgeführten Ziele erreicht werden können, hängt von der Aktualität und inhaltlichen Gestaltung der jeweiligen Stellenbeschreibung ab.

LITERATUR In der Deutschen Krankenpflege-Zeitschrift (seit 1994 „PflegeZeitschrift") wurden im Dezemberheft 1993 in der Beilage Stellenbeschreibungen zu den verschiedenen Aufgabenbereichen im Pflegedienst veröffentlicht. Anhand dieser Stellenbeschreibungen ist ein idealtypischer Aufbau nachvollziehbar.

4.3.2 Problematik der Stellenbeschreibung

Die Stellenbeschreibung hinkt den kontinuierlichen Veränderungen der Organisation in der Regel hinterher. In diesem Fall können Stellenbeschreibungen Veränderungsprozesse blockieren oder verlangsamen.
Detailgenaue Stellenbeschreibungen, die ein Zuviel an Regelungen beinhalten, führen zur Überorganisation und engen den Handlungsspielraum des Stelleninhabers ein. Erforderliches spontanes Handeln und Reagieren auf aktuelle und akute Erfordernisse werden unter Umständen blockiert.
Die kontinuierlich erforderliche Aktualisierung stellt einen hohen Personalaufwand dar und kann von den Einrichtungen in der Regel nicht sichergestellt werden.
Vor diesem Hintergrund ist zu überlegen, ob Einrichtungen des Gesundheitswesens ihr Personalmanagement mit Hilfe von Anforderungsprofilen gestalten sollten.

4.3.3 Ausschnitt aus einer Stellenbeschreibung für eine Primary Nurse

Aufgabenbereich der patientenbezogenen Pflege:

- Im Rahmen der Anamneseerhebung erfasst die Pflegende die Selbstpflegefähigkeiten, Ressourcen und Selbstpflegedefizite sowie biographische Daten des Patienten.
- Die Pflegende beurteilt die erfassten Daten der neu aufgenommenen Patienten und formuliert die Pflegediagnose/ Pflegeprobleme des Patienten und bringt diese in die interdisziplinäre Assessmentrunde ein.
- Die Pflegende erstellt den Pflegeplan und integriert berufsgruppenübergreifende Behandlungsziele.
- Die Pflegende bezieht die Patienten und Angehörigen in die Pflegeplanung und Durchführung der Pflegeinterventionen sowie Milieutherapie mit ein.
- Die Pflegende beobachtet die Patienten gezielt und fördert die Selbstpflegefähigkeiten der Patienten durch Beratung, Begleitung, Anleitung und lebenspraktische Hilfen.

- Die Pflegende führt die Pflegeinterventionen nach Standard der Einrichtung durch.
- Die Pflegende führt spezifische Pflegetherapien nach dem aktuellen Stand des anerkannten Pflegewissens durch, leitet Gruppentherapien und erbringt kotherapeutische Leistungen im Rahmen der Behandlungsplanung.
- Die Pflegende nimmt an Arzt- und Pflegevisiten teil und führt ärztliche Anordnungen und Assistenztätigkeiten durch.
- Die Pflegende fördert bzw. unterstützt den Patienten bei Problemlösungen, wie Tagesablaufplanung, Budgetplanungen, Haushaltsführung, lebenspraktisches Training, Milieutraining usw.
- Die Pflegende stellt unmittelbares und korrektes Weiterleiten auffälliger Beobachtungen und abnormaler Diagnostikwerte an den zuständigen Arzt, Psychologen, Psychiater sicher.
- Die Pflegende entwickelt mit dem therapeutischen Team die Entlassungsplanung und arbeitet mit dem Patienten gezielt auf die Entlassung hin.
- Die Pflegende initiiert angemessene Maßnahmen bei Zwischenfällen und in Notfallsituationen in einer ruhigen und professionellen Weise.
- Aktive Beteiligung an der Umsetzung von Projekten der Qualitätssicherung.
- Darüber hinaus treffen alle Aufgaben aus der Stellenbeschreibung Krankenschwester/Krankenpfleger zu.

Aufgabenbereiche im Zusammenhang mit Koordination und Kooperation:
- Die Pflegende entwickelt und sichert eine kooperative, therapeutische Beziehung zwischen dem Patienten, dessen Angehörigen und dem restlichen Pflegeteam durch effektive schriftliche und mündliche Pflegeplanung und Berichterstattung.
- Die Pflegende stimmt Pflegeprobleme, Prioritäten und Ziele in Teamkonferenzen/Assessmentrunden mit dem therapeutischen Team ab.
- Die Pflegende koordiniert und organisiert die Behandlungsplanung

in Planungskonferenzen.
- Die Pflegende berichtet in 4-wöchentlichen Teamkonferenzen über teamrelevante Pflegebeobachtungen, -entwicklungen und -ergebnisse.
- Die Pflegende überprüft täglich die Pflegeplanung und Behandlungsplanung und initiiert situationsbezogene Änderungen.
- Die Pflegende fördert ein Klima mit offener Kommunikation auf der Basis von gegenseitigem Verständnis und Vertrauen.

Aufgabenbereiche im Zusammenhang mit der Qualitätssicherung und Personalentwicklung:
- Die Pflegende leistet gezielte Hilfe bei der Einarbeitung neuer Mitarbeiter durch Beratung, Anleitung und aktive Vorbildfunktion bei der Umsetzung des Pflegeprozesses.
- Die Pflegende beurteilt die Einarbeitungsfortschritte/Lernfortschritte der neuen Mitarbeiter und der Associated Nurse sowie der Auszubildenden.
- Die Pflegende leistet kontinuierliche Beratung und fachliche Anleitung von nachgeordneten Pflegenden, insbesondere bei der Implementierung von neuen Verfahrensweisen.
- Die Pflegende leitet Angehörige gezielt an und führt Beratungsgespräche.
- Die Pflegende vermittelt Fachwissen und -kenntnisse in Stationsfortbildungen und Workshops.
- Die Pflegende unterweist nachgeordnete Mitarbeiter in wissenschaftlichem Arbeiten, bei zwischenmenschlichen Problemlösungsprozessen.
- Die Pflegende sorgt für die Erhaltung und Förderung der eigenen Fachlichkeit durch die regelmäßige Teilnahme an Fort- und Weiterbildungen sowie Studium von Fachliteratur.
- Die Pflegende ist für die Handhabung von Betäubungsmitteln sowie für die Dokumentation im BTM-Buch verantwortlich.
- ...

5 MITARBEITERBEURTEILUNG ALS VORAUSSETZUNG FÜR PERSONALENTWICKLUNG

Wie bereits bei den Ausführungen zum Anforderungsprofil erwähnt, ist es im Rahmen der Personalentwicklung notwendig, das Leistungsprofil des Mitarbeiters dem Anforderungsprofil an den Stelleninhaber gegenüberzustellen und entsprechenden Schulungsbedarf und Zielvereinbarungen zur Potentialentwicklung zu formulieren.

In diesem Zusammenhang ist es entscheidend, ein **Personalbeurteilungssystem** zu etablieren, welches neben der leichten Handhabung gerecht und zuverlässig ist und den Raum für Personalentwicklung vorsieht.
Darüber hinaus soll das Beurteilungssystem allgemein verständlich, gerecht und nachvollziehbar präsentiert und von allen Beteiligten akzeptiert und mitgetragen werden.

5.1 Gründe für ein Personalbeurteilungssystem

Vorgesetzte bilden sich ständig Urteile über ihre Mitarbeiter, auch ohne standardisierte Beurteilungsschemen; diese laufende Mitarbeiterbeurteilung ist Teil des täglichen Führungsverhalten. Der Einsatz aller Mitarbeiter in einem Krankenhaus beruht in der Regel auf Entscheidungen, deren Grundlage die Beurteilung dieser Mitarbeiter bildet. Diese Entscheidungen bleiben nicht ohne Auswirkungen auf den entsprechenden Mitarbeiter, denn Motivation und berufliche Zufriedenheit hängen genauso von diesen Führungsentscheidungen ab wie die zu erwartenden Laufbahnmöglichkeiten und Entscheidungen im Rahmen der Personalentwicklung. Diese Faktoren wirken sich letztendlich entscheidend auf die persönliche Arbeitsleistung aus.

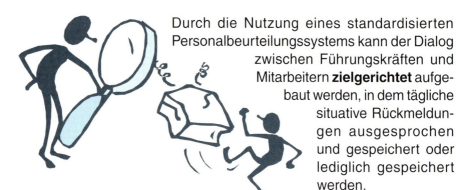

Durch die Nutzung eines standardisierten Personalbeurteilungssystems kann der Dialog zwischen Führungskräften und Mitarbeitern **zielgerichtet** aufgebaut werden, in dem tägliche situative Rückmeldungen ausgesprochen und gespeichert oder lediglich gespeichert werden.

Zurecht erwarten die Mitarbeiter, dass entsprechende Entscheidungen und Beobachtungen nach möglichst objektiven und gerechten Kriterien getroffen werden, die nachvollzogen werden können. Auch daraus begründen sich die Notwendigkeit zur Erstellung von Anforderungsprofilen für den Tätigkeitsbereich und die Festlegung von Kriterien, nach denen Mitarbeiter beobachtet und deren Leistung erfasst werden kann.

5.2 Möglichkeiten einer systematischen Mitarbeiterbeurteilung

Die systematische und kontinuierliche Mitarbeiterbeurteilung bietet nicht nur im Rahmen der Personalentwicklung Möglichkeiten, sondern ist ein wertvolles Instrument der Mitarbeiterführung. Folgende Zielsetzungen werden mit einem Mitarbeiterbeurteilungssystem verfolgt:

Führungs- und Motivationsinstrument

Durch das im Mitarbeiterbeurteilungssystem geführte Beurteilungsgespräch lernen sich Führungskräfte und Geführte sowohl persönlich als auch in ihren Absichten besser kennen. Richtig durchgeführt kann das Beurteilungsgespräch das Arbeitsklima verbessern und eine Vertrauensbasis aufbauen. Ziele und Erwartungen beider Ebenen können für die Zukunft gemeinsam geplant werden, Entwicklungsmaßnahmen vereinbart werden.

Beratung und Förderung

Objektiv durchgeführt, spricht die Beurteilung sowohl Stärken als auch Schwächen an. Durch das Herausstellen der Stärken und der damit verbundenen Fördermaßnahmen wird die Arbeitsmotivation gesteigert. Durch die Rückmeldung über Schwächen gibt die Beurteilung die Möglichkeit, die eigene Gesamtsituation zu verbessern. Hier sollten im Beurteilungsgespräch auf alle Fälle konkrete Anregungen und Hilfen für eine Leistungsverbesserung bzw. eine Verhaltensänderung gegeben werden.

> DIE BEURTEILUNG BEINHALTET STÄRKEN UND SCHWÄCHEN

Beim Ansprechen von Eignungsschwerpunkten werden auch Aussagen getroffen, wer welche Kenntnisse und Fähigkeiten erwerben muss, um sich den Weg für bestimmte Aufgabengebiete zu öffnen.

Pesonalentscheidungen und Personalentwicklung

Mitarbeiterbeurteilungen sind die Grundlage für fundierte personelle Entscheidungen:

- Erteilung von Aufträgen
- Delegation von Aufgaben
- Abstimmung von Schwierigkeitsgrad der Aufgabe mit dem Leistungsvermögen des Mitarbeiters
- Versetzungen in andere Aufgabenbereiche
- Beruflicher Aufstieg
- Entlassungen
- Festlegen des Bildungsbedarfes und der Potentialentwicklung des Mitarbeiters.

Mitarbeiterbeurteilungen beziehen sich zum einen auf die Vergangenheit und berücksichtigen einen genau festgelegten Beurteilungszeitraum, um in der Leistungsbewertung zu einem Gesamtbild zu gelangen. Zum anderen richten sie den Blick in die Zukunft, um Ziele und Perspektiven deutlich zu machen.

Beurteilungen ermöglichen eine effizientere Personalplanung und -entwicklung. Ziele, Maßnahmen und Fristen können sorgfältiger geplant und gefördert werden.

Informationsbedürfnis und Wertschätzung des Mitarbeiters

Über die Rückmeldungen einer Beurteilung erfährt der Mitarbeiter das Ausmaß der ihm entgegengebrachten Wertschätzung, und er erhält Hinweise, wie sein Verhalten bewertet wird, und damit die Möglichkeit, es notfalls auch zu ändern.

Neben der Befriedigung des Informationsbedürfnisses regen entsprechende Rückmeldungen in der Regel zu Lernprozessen an und tragen zu einer realistischeren Selbsteinschätzung bei.

Kontrolle der Personalplanung

Mitarbeiterbeurteilungen ermöglichen eine fundiertere und nachweisbare Kontrolle von personalpolitischen Entscheidungen.

Die angesprochenen Möglichkeiten, die sich durch sorgfältige Mitarbeiterbeurteilungen ergeben, stellen selbstverständlich unterschiedliche Anforderungen an das Beurteilungssystem.

Der Mitarbeiter ist in der Zeit des raschen Wandels und der ständigen Weiterentwicklung an den Prozess des „Life-long-learnings", des lebenslangen Lernens, gekoppelt – immer vorausgesetzt, er will den Anschluss an die geänderten Anforderungen behalten. Diese persönlichen Entfaltungs- und Entwicklungsmöglichkeiten können durch Mitarbeiterbeurteilungen aufgezeigt werden.

5.3 BEURTEILUNGSMERKMALE

Die fundierte Mitarbeiterbeurteilung als Instrument der Führung und Personalentwicklung geht über die bloße Leistungsbewertung hinaus. Neben der quantitativen und qualitativen Bewertung der Arbeitsleistung werden auch das Sozialverhalten und die Teamfähigkeit abgebildet werden.

Langfristige Entwicklungen als Basis für eine zielgerichtete Mitarbeiterführung und Personalentwicklung können aufgezeigt werden. Bei der Beurteilung von Mitarbeitern setzen sich aus diesem Grund mehr und mehr Mischsysteme durch, in denen sowohl die Persönlichkeit als auch die Leistung beurteilt werden.

Bei den Beurteilungen wird weiter nach **summarischen** und **analytischen** Beurteilungssystemen unterschieden. Wird der Mitarbeiter in seiner Ganzheit pauschal zusammengefasst beurteilt, spricht man vom

summarischen Verfahren. Summarische Verfahren können im Rahmen der Personalentwicklung schwer eingesetzt werden.
Beim analytischen Verfahren berücksichtigt der Vorgesetzte vorab definierte Beurteilungskriterien. Diesem Verfahren ist der Vorzug zu geben, da nur bei der Verwendung von festgelegten Beurteilungsmerkmalen ein relativ objektives und differenziertes Urteil entsteht, welches auch verglichen und im Rahmen der Personalentwicklung benutzt werden kann.
Entscheidend ist, dass die Beurteilungsmerkmale zum einen klar definiert sind und zum anderen die zu beurteilenden Bereiche klar abgrenzen.
Neben den pflegespezifischen Kriterien können auch haustypische Merkmale einbezogen werden.

Die Kriterienauswahl sollte folgende Aspekte beinhalten:
- Beurteilungsgegenstand sind Leistungen, Verhaltensweisen und Eigenschaften
- Die Merkmale beziehen sich auf die Ausübung der Pflegetätigkeit und das Pflegeergebnis
- Die Merkmale finden sich in der zu beurteilenden Tätigkeit tatsächlich wieder
- Die Beurteilungsmerkmale sind klar abgegrenzt
- Die Anzahl der Kriterien bleibt begrenzt und überschaubar
- Die Beurteilungsmerkmale sind beobachtbar bzw. messbar

Beurteilungsmerkmale (Schlüsselqualifikationen) lassen sich zu vier Merkmalgruppen zusammenfassen:
- **Personale Kompetenz**
- **Psychosoziale Kompetenz**
- **Fachkompetenz**
- **Methodenkompetenz**

Unter diesen Merkmalgruppen subsummiert sich ein Merkmalkatalog, der die o.a. Aspekte der Kriterienauswahl berücksichtigen sollte.
Reduziert man alle Aussagen zu einer Kernaussage, so bleibt festzuhalten, dass die Mitarbeiterbeurteilung zum einen **Leistungsergebnisse**, zum anderen **Leistungsverhalten** berücksichtigt.

Es geht nun im Weiteren darum, die Ergebnisse einer Mitarbeiterbeurteilung weiter zu verwenden, **die Beurteilung darf nicht auf dem Stand einer bloßen Bewertung stehenbleiben.**

Werden Elemente wie

- Entwicklungspotential des Mitarbeiters ermitteln,
- Zielvereinbarungen treffen, Förderprogramme und
- Bildungsmaßnahmen planen

an das Beurteilungssystem gekoppelt, so entsteht einer der wichtigsten Bausteine der Personalentwicklung.

Hinsichtlich der Weiterentwicklung und Förderung der Mitarbeiter kommt es nun darauf an, die Bewertungsergebnisse einer Beurteilung in Maßnahmen umzusetzen.

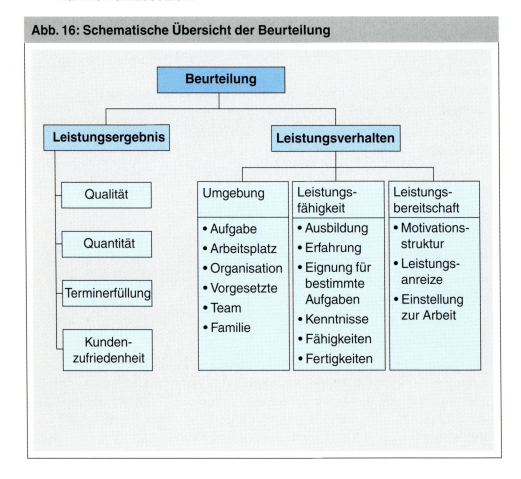

Abb. 16: Schematische Übersicht der Beurteilung

Mitarbeiter, die erkennen lassen, dass sie durchaus mit einem größeren Verantwortungsbereich vorstellbar sind, können auf verschiedene Arten gefördert werden. Die Maßnahmen reichen hier von Job-Enlargement (Erweiterung des Aufgabenbereichs), über Job-Enrichment (Bereicherung des Aufgabenfeldes) bis hin zu inner- oder außerbetrieblicher Weiterbildung und Förderung von Veröffentlichungen in Fachzeitschriften und Fachbüchern.

Die Mitarbeiterbeurteilung und die Personalentwicklung können als Prozess dargestellt werden (s. Abbildung 17).

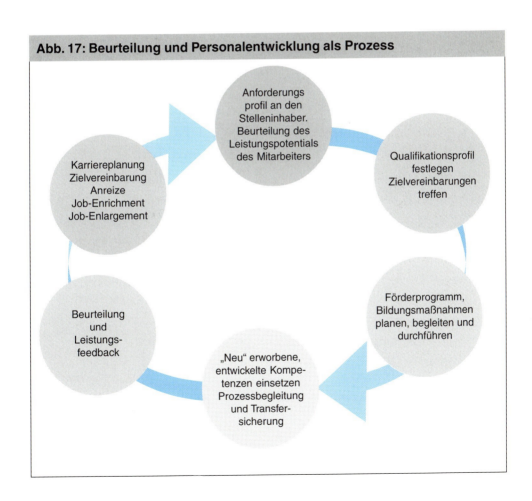

Abb. 17: Beurteilung und Personalentwicklung als Prozess

> **MITARBEITERBEURTEILUNGEN = PROZESS IN DREI SCHRITTEN**

Mitarbeiterbeurteilungen müssen als Prozess verstanden werden, in dem der reine Vorgang der Bewertung lediglich einen Baustein bildet.

Als sinnvoll haben sich drei Schritte erwiesen:

- Beobachten des Mitarbeiters und Sammeln von Informationen
- Zusammenfassung der Beobachtungen in einer Beurteilung und Bewertung der gesammelten Informationen mit Hilfe des Anforderungsprofils
- Reflexionsfähigkeit und Selbsteinschätzung des Mitarbeiters fördern

5.3.1 BEOBACHTEN DES MITARBEITERS UND SAMMELN VON INFORMATIONEN

Die Basis einer fundierten Mitarbeiterbeurteilung ist die Kenntnis über Leistungen und Verhaltensweisen, Stärken und Schwächen des Mitarbeiters. Die Beobachtung des zu Beurteilenden erfordert ein aufmerksames Wahrnehmen und Registrieren:

- Während des gesamten zu beurteilenden Zeitraumes
- In möglichst vielen, unterschiedlichen Situationen
- Möglichst mit Untermauerung durch konkrete Beispiele
- Nicht die Dauer der Beobachtungen ist entscheidend sondern die Anzahl
- Nicht unter Zeitdruck und eigener schlechter Stimmungslage
- Festhalten von leistungsrelevantem Verhalten
- Den Zweck der Beurteilung nicht aus den Augen verlieren
- Vermeiden von Vorurteilen, Deutungen, Vermutungen
- Nicht nur herausragende Ereignisse und Auffälliges registrieren, auch das Unauffällige wahrnehmen
- Beobachtungen regelmäßig, schriftlich, zumindest stichwortartig festhalten

Abb. 18: Beobachtende Begleitung

Beobachtende Begleitung Pflegeperson: Fr. Sonnenschein
Datum: 22.01.00   Altenpflegerin
Beobachtende Begleitung durch die Stationsleitung Fr. Herbstwinter

Beobachtungskriterien:	Beobachtete Punkte/ Bewertung:
Pflegeplanung Pflegedokumentation:	• Die Pflegeplanung für die Bewohnerin wurde gemeinsam reflektiert und überarbeitet • Benötigt Unterstützung bei der Problem-/ u. Maßnahmenformulierung (soll darauf achten, möglichst konkrete Formulierungen zu verwenden)
Berichterstattung:	• Benutzt die Pflegedokumentation nicht zur Übergabe und nicht als Arbeitsinstrument
Grundpflegerische Tätigkeiten: - Vorbereitung - Durchführung - Nachbereitung - Beobachtung - Wahrnehmung - Prophylaxen - Erfassen u. integrieren von Bedürfnissen	• Bewohnerin wäscht sich das Gesicht selbständig, Oberkörper wird übernommen, die Hautpflege am Oberkörper wird von der Bewohnerin selbständig durchgeführt. Auf Aufforderung setzt sie sich selbständig im Bett auf und kann auch die Beine anheben. > Die Ressourcen werden nicht ausreichend gefördert • Eine stärkere Aktivierung der Bewohnerin ist nötig • Maßnahmen zur Pneumonie- u. Thromboseprophylaxe reichen nicht aus • Es wird zu viel Seife verwendet, Fr. S. ist bewusst, dass die Waschlotion, die sie verwendet, nicht auf der Haut verbleiben dürfte und nachgewaschen werden müsste.
- Behandlungspflegerische Tätigkeiten	sind bei der Bewohnerin nicht durchzuführen.
Kommunikation u. Interaktion	• Frau S. hat einen sehr guten Kontakt zu den Bewohnern u. begibt sich individuell auf die Sprachebene der Bewohnerin
Hygiene	• Händedesinfektion nach Beendigung der Pflegeintervention und Verlassen des Zimmers fehlt.
Wirtschaftlichkeit - Arbeitsmaterialien - Arbeitsorganisation u. Abläufe	• Bereitet die Arbeitsmaterialien gut vor und erspart sich dadurch viele Wege
Verantwortung	
Reflexionsfähigkeit	• Fr. S. fasst Reflexion schnell als persönliche Kritik auf

An diesem Praxisbeispiel (Abbildung 18) wird deutlich, dass beobachtende Begleitungen eine hohe Aussagekraft im Rahmen der Personalentwicklung haben können. Ebenso werden wichtige Informationen für den Schulungsbedarf und die Beurteilungen gewonnen.

Analyse des Fallbeispieles:
- Benutzt die Pflegedokumentation nicht zur Übergabe und nicht als Arbeitsinstrument.
  Dieser Phänomen ist bei den restlichen Mitarbeitern ebenfalls aufgetreten, nach Reflexion der Ursachen im Rahmen des Qualitätszirkels wurde deutlich, dass die Organisationsstrukturen und das gewählte Pflegedokumentationssystem in großen Planetten ein Arbeiten mit der Pflegedokumentation unmöglich machen.
- Die unzureichende Pneumonie- und Thromboseprophylaxe sowie die fehlende Händedesinfektion sind mitarbeiterspezifische Defizite, die einen individuellen Schulungsbedarf widerspiegeln.
- Die unkonkrete Problem- und Maßnahmenformulierung wurde wiederum bei den meisten Mitarbeitern festgestellt. Im Rahmen der Analyse fiel auf, dass die Schulung zum Thema Pflegedokumentation bereits vor vier Jahren stattgefunden hat und der Dozent, der den Unterricht durchführte, in seinen Beispielen bereits keinen Schwerpunkt auf die konkreten Formulierungen gelegt hatte.

Im Rahmen eines Zielvereinbarungsgespräches wurde mit Frau Sonnenschein vereinbart, dass sie sich fachlich mit den Themenbereichen Pneumonieprophylaxe, Thromboseprophylaxe und Händedesinfektion bis zu einem bestimmten Datum auseinander setzt. Im Rahmen eines Zielvereinbarungsgespräches werden mit ihr die erarbeiteten Schwerpunktthemen nochmals reflektiert und diskutiert.

Darüber hinaus hat sie den Auftrag erhalten, die Pflegeplanung für die Bewohnerin zu überarbeiten und die besprochene Formulierungen zu konkretisieren.

Um aussagekräftige Informationen zum Leistungspotential eines Mitarbeiters zu erhalten, sollten immer mehrere begleitende Beobachtungen herangezogen werden.

5.3.2 Zusammenfassung der Beobachtungen in einer Beurteilung und Bewertung der gesammelten Informationen mit Hilfe des Anforderungsprofils

In diesem Schritt werden die gemachten Beobachtungen und gesammelten Informationen mit den für den Aufgabenbereich erwarteten Handlungs- und Lösungsmechanismen verglichen. Die beobachteten Verhaltensmuster und Arbeitsergebnisse in Beziehung zur Anforderung bilden die Basis der Beurteilung und werden am besten in einem so genannten Beurteilungs- und Beratungsbogen zusammengefasst. Dieser Beurteilungsbogen sollte am zweckmäßigsten folgendermaßen aufgebaut sein:

> Der Beurteilungsbogen als Zusammenfassung

- Aufgabenfeld des Mitarbeiters in kurzen Worten formulieren
- Zielvorstellungen aus der letzten Beurteilung bzw. dem letzten Gespräch und Grad dessen, was erreicht wurde
- Beurteilungsteil mit allen relevanten zu beurteilenden Kriterien und Merkmalen; die Anforderung an jedes Kriterium und die Bedeutung jedes Merkmals sollten in einem Extrateil erläutert werden
- Die Zahl der zu beurteilenden Merkmale sollte überschaubar bleiben
- Alle Mitarbeiter sollten mit dem gleichen, einheitlichen Beurteilungs- und Beratungsbogen bewertet werden
- Mit einem Beratungsteil, der Hinweise für zukünftige Entwicklungsmöglichkeiten gibt, der Ziele und konkrete Maßnahmen anspricht, schließt der Beurteilungs- und Beratungsbogen ab
- Als Bewertungsskala bietet sich ein Bewertungsstufensystem mit drei bis fünf Stufen an

Der sorgfältig ausgefüllte Beurteilungs- und Beratungsbogen bildet die Grundlage für das Beurteilungsgespräch, an dessen Aussagen sich der Vorgesetzte entlangarbeitet. Grundstock jeder Beurteilung ist die Tatsache, dass sich jeder Beurteilte in den positiven wie auch negativen Aussagen wiederfindet und insbesondere die aufgezeigten Schwächen nachvollziehen kann.

Es gibt einige Bewertungsfehler, die man vermeiden kann:
- **Hang zur Mitte** – Der Beurteiler scheut die eindeutige Festlegung im positiven wie negativen Bereich.
- **Hang zur Milde** – Die Leistungsbewertung verschiebt sich ungerechtfertigter Weise in den positiven Bereich – der Beurteiler möchte die Sympathien der Mitarbeiter nicht verlieren.
- **Hang zur Strenge** – Die Leistungsbewertung verschiebt sich nicht nachvollziehbar in den negativen Bereich – der Beurteiler ist zu kritisch oder will durch gezeigte Härte Macht demonstrieren oder eigene Schwächen kaschieren.

Grundsätzlich muss bei allen Beobachtungen und Beurteilungen die Umgebung des Mitarbeiters berücksichtigt werden, in der außergewöhnliche Einflüsse kurz- oder langfristig die Leistung von Mitarbeitern beeinflussen können. Diese bekannt gewordenen Faktoren müssen in der Beurteilung berücksichtigt werden. Es zeichnet eine gute Führungskraft aus, diese außergewöhnlichen Faktoren der Mitarbeiter zu kennen.

5.3.3 Reflexionsfähigkeit und Selbsteinschätzung fördern

Die Fähigkeit der Mitarbeiter, die Arbeitsleistung selbst einzuschätzen und das tägliche Handeln zu reflektieren, kann und sollte im Rahmen der periodischen (wiederkehrenden) Mitarbeiterbeurteilung gefördert werden. Durch die systematische und umfassende Selbstbewertung der eigenen Arbeitsleistung anhand des Beurteilungsbogens kann der Mitarbeiter eigenes Handeln reflektieren.
Der Mitarbeiter erhält ca. 1 Woche vor dem Beurteilungsgespräch den Beurteilungsbogen (s. Pkt. 5.6, S. 102 ff.) und schätzt seine Leistungen mit Hilfe des Anforderungsprofils ein. Im Beurteilungsgespräch werden Selbsteinschätzung und Fremdeinschätzung durch den Fachvorgesetzten gegenübergestellt.
Durch die periodische Selbstbewertung wird der Mitarbeiter dazu angehalten, sein eigenes Handeln und seine Arbeitsleistungen kontinuierlich zu reflektieren.

5.4 Vorbereitung der Auswertung eines Beurteilungsgespräches

Es empfiehlt sich, die Folgerungen, die sich aus dem Beurteilungsgespräch mit dem Mitarbeiter ergeben, in standardisierter Form zu dokumentieren. Dadurch kann der Arbeitsaufwand gering gehalten werden. Folgende Fragestellungen erleichtern die Zusammenfassung der Schlussfolgerungen aus dem Beurteilungsgespräch.

Auswertung des Beurteilungsgespräches:
Hat sich die Arbeitsleistung des Mitarbeiters seit dem letzten Mitarbeiterbeurteilungsgespräch verändert?
- O erheblich verbessert   In welchen Bereichen
- O leicht verbessert
- O nicht verändert
- O eher verschlechtert   Gibt es Gründe dafür?
- O auffallend verschlechtert

Besitzt der Mitarbeiter Fähigkeiten, besondere Kenntnisse oder andere Ressourcen, die am jetzigen Arbeitsplatz nicht oder wenig eingesetzt werden?
- O ja   O nein

Welches Potential wird nicht genutzt?

Wäre eine Versetzung des Mitarbeiters sinnvoll?
- O Nein   O ja
  - an einen Arbeitsplatz mit weniger Anforderungen
  - an einen Arbeitsplatz mit ähnlichen Anforderungen
  - an einen Arbeitsplatz mit höheren Anforderungen

  Welcher Arbeitsplatz ist vorzuschlagen?

Ist der Mitarbeiter fähig, Führungsaufgaben zu übernehmen?
- O Nein
- O Nach entsprechender Schulung in folgenden Bereichen:
- O Ja
- O Er hat bereits Führungsaufgaben
- O Gibt es im gegenwärtigen Arbeitsbereich Aufstiegsmöglichkeiten oder weitere Anreize?

Hat der Mitarbeiter Aufstiegs-, Versetzungswünsche geäußert?
- O Nein   O Unbestimmte   O Ja   Welche?

Gründe für die deutliche Unzufriedenheit des Mitarbeiters?

Vorschläge zur Förderung des Mitarbeiters?

5.5 Die zentrale Rolle des Beurteilungsgespräches

Im Mittelpunkt jeder Mitarbeiterbeurteilung steht das Beurteilungsgespräch, in dem neben der Beurteilung auch eventuelle Probleme und deren Lösungen besprochen werden. Gemeinsam können Entwicklungsziele definiert werden und dahinführende Maßnahmen festgelegt werden. Der Mitarbeiter hat einen Anspruch auf ein Beurteilungsgespräch. Beim Beurteilungsgespräch sollte folgendes berücksichtigt werden:

- Das Gespräch sollte ungestört und in einer entspannten Atmosphäre stattfinden,
- d.h., keine Störung durch Telefon bzw. andere Mitarbeiter
- Besser als der Schreibtisch ist ein Besprechungstisch geeignet, an dem sich Vorgesetzter und zu Beurteilender auf einer Ebene gegenübersitzen
- Pünktlichkeit von beiden Seiten versteht sich von selbst
- Das Anbieten von Getränken (Kaffee, Tee, Wasser etc.) „bricht das Eis" und schafft Vertrauen
- Nicht direkt mit der Tür ins Haus fallen, ein kurzer „Smalltalk" zu Beginn sorgt für eine gelöste Atmosphäre
- Zu Beginn des eigentlichen Beurteilungsgesprächs werden Gesprächsziel und -ablauf erläutert
- Das Gespräch muss als Dialog aufgebaut sein und dem zu Beurteilenden die Möglichkeit geben, direkt zu antworten bzw. einzuhaken
- Ansprechen bisheriger Aufgaben bzw. Änderungen gegenüber der Stellenbeschreibung
- Wie wurden die zuletzt festgelegten Ziele erreicht
- Durchgehen der Beurteilungskriterien, dabei kann die Gelegenheit genutzt werden, bei Stärken überzeugt zu loben; Schwächen sollten anhand von Beispielen erläutert werden
- Möglichkeit zur Selbsteinschätzung geben und Fremdeinschätzung gegenüberstellen

- Das Gespräch bleibt stets sachlich, es kommt darauf an, Leistungsergebnisse und Leistungsverhalten zu bewerten und nicht die Gesamtperson des Mitarbeiters zu kritisieren
- in jeder Beziehung bewährt sich Offenheit
- Zum Schluss des Gesprächs werden gemeinsam Ziele vereinbart. Weniger ist hier mehr; d.h., man konzentriert sich auf wenige auch erreichbare Ziele. Bei den förderungswürdigen Mitarbeitern werden jetzt neue anspruchsvolle Aufgaben besprochen und festgelegt, Perspektiven aufgezeigt und der Weg dorthin sichtbar gemacht

Das Beurteilungsgespräch, Mitarbeiterreflexionsgespräch und Kritikgespräche stellen hohe Anforderungen an die Kommunikations- und Interaktionsfähigkeiten der Führungspersonen im Pflegemanagement. Im Folgenden möchte ich Ihnen einige Kommunikationsmodelle vorstellen, die hilfreich für das Gelingen der Interaktion sind und zum täglichen Handwerkszeug der Führungspersonen im mittleren und oberen Pflegemanagement gehören.

5.5.1 Vertrauensvolle Atmosphäre schaffen

Das übliche Verständnis von Kommunikation als ein Transfer von Nachrichten vom Sender zum Empfänger ist unzureichend. Kommunikation ist als ein Prozess der wechselseitigen Anpassung zu verstehen. Sender und Empfänger befinden sich in einem Ablauf ständiger Verhaltensbeeinflussung. Diese gegenseitige Beeinflussung läuft meist unbewusst ab.

Jeder Text, der sich mit Mitarbeitergesprächen beschäftigt, formuliert die Forderung, dass zu Beginn eines Gespräches eine vertrauensvolle Atmosphäre geschaffen werden soll. *Wie kann eine vertrauensvolle Atmosphäre aufgebaut werden? Wie erhält man Zugang zum Mitarbeiter und wie bleibt diese während eines Gespräches bestehen?* Einige interessante Anregungen zur Beantwortung dieser Fragen findet sich im NLP (Neurolinguistisches Programmieren). NLP bietet für den beruflichen Umgang mit dem Mitarbeiter und die Entfaltung seines Potentials interessante Perspektiven.

Gezielt Vertrauen aufbauen, Empathie herstellen - eine vertrauensvolle Basis schaffen. Im NLP wird diese vertrauensvolle Basis (zwischen Klient und Therapeut) **Rapport** genannt. Diese gute Kontakt zum Gesprächspartner kann erreicht werden:

- **durch Pacing**
  Pacing ist eine Methode, um Rapport aufzubauen, mit einer anderen Person Kontakt aufzunehmen und eine Zeit lang aufrecht zu erhalten, indem man sich auf das „Modell der Welt" seines Gesprächspartners einlässt. Man kann die Köperhaltung, Gestik, Mimik, Atmung, Sprache sowie Einstellungen und Gedanken pacen. Das bedeutet, dass sich die Führungsperson zu Beginn eines Gespräches mit dem Sprachrhythmus, der Stimmungslage, der Körperhaltung, dem Atemrhythmus und dem Timing der einzelnen Bewegungen bewusst stark an den Gesprächspartner angleicht. Im weiteren Verlauf des Gespräches verändert sich das Verhalten der Führungsperson auf der Basis eines guten Rapports, so dass der Mitarbeiter automatisch unbewusst folgt.

- **wenn es uns gelingt, dass der Mitarbeiter unsere Botschaft/ Nachricht versteht**
  Wer kennt das nicht, eine wunderbar formulierte Erklärung über einen Sachverhalt o.Ä. wird nicht verstanden. Eine Ursache hierfür kann sein, dass wir den Mitarbeiter nicht in dem präsenten Repräsentationssystem angesprochen haben.

  Repräsentationssystem: Fünf nonverbale Sinnesmodalitäten (visuell, auditiv, kinästhetisch, olfaktorisch, gustatorisch), die der Mensch zur externen Wahrnehmung und zur internen Weiterverarbeitung der Wirklichkeit benutzt. Die Art und Weise, wie jeder von uns Informationen im Gehirn in einem oder mehreren Sinneskanälen verschlüsselt variiert. Jeder hat andere Strategien, den inneren und äußeren Fluss der Wahrnehmung im Hinblick auf Ziele zu ordnen. Das Repräsentationssystem hat mit dem Prozess der Informationsaufnahme zu tun. Mit welchem Repräsentationssystem der Mitarbeiter bevorzugt Nachrichten, Informationen, Botschaften aufnimmt und verarbeiten kann, erkennt man unter anderem an den gewählten Prädikaten, die er/sie überwiegend in dem Gespräch benutzt (Prädikate = auf Sinneswahrnehmung bezogene Worte, z.B. berichtet ein Mitarbeiter über sein Urlaubserlebnis und benutzt häufig

Worte wie: tolle Farben, strahlender Sonnenschein, weiße Strände usw., also benutzt er überwiegend Worte, auf eine visuelle Orientierung hinweisen).

Ein visuell orientierter Mensch
- neigt dazu, schnell zu sprechen
- kümmert sich nicht besonders darum, sich gewählt auszudrücken
- braucht beim Lernen den Überblick
- benötigt bildliche Vorstellungen
- erinnert sich an Gesehenes

Ein auditiv orientierter Mensch
- neigt dazu, wählerisch in Bezug auf Worte zu sein
- hat meist eine klangvolle Stimme und spricht rhythmischer, langsamer und getragener
- neigt dazu, Dinge zu sagen wie: „das hört sich vernünftig an", „ich verstehe was sie sagen"...
- Lernt durch internen wie externen Dialog
- erinnert Besprochenes

Ein kinästhetisch orientierter Mensch
- ist meist noch langsamer als ein auditiv orientierter Mensch
- reagiert vor allem auf Gefühle
- hat meist eine tiefe Stimme
- Worte kommen häufig zäh
- greift nach etwas Konkretem
- empfindet alles als intensiv, schwer, sagt häufig Sätze wie: „Ich ringe mit mir ...", „Ich kann es nicht fassen.", oder „Ich kämpfe darum ...".
- lernt durch ausprobieren
- erinnert sich an einen Gesamteindruck

Versteht ein Mitarbeiter Ihre Nachricht/Information nicht, so kann es daran liegen, dass Sie die Informationen entsprechend Ihrem bevorzugten Repräsentationssystem mitteilen, der Mitarbeiter sich aber auf einer anderen Sprachebene befindet. Übersetzen Sie die Informationen entsprechend dem wahrgenommenen Repräsentationssystems des Mitarbeiters durch gezielte Auswahl der Prädikate.

- **wenn Kommunikation weitgehend ohne Bewertung auskommt**
  Hier ist die Bewertung einer Arbeitsleistung oder persönlicher Merkmale gemeint. Die Reflexion der Arbeitsleistung und der personalen Kompetenzen möglichst am Anforderungsprofil orientiert und mit konsequentem Aufzeigen des Entwicklungspotentials werden schnell von Mitarbeitern als Bewertung empfunden, aber auch häufig von Führungspersonen in Form einer Bewertung formuliert.
  Im Zusammenhang mit dem Reflexionsgespräch sind z.B. WARUM-Fragen äußerst ungünstig, da diese:
  - schnell den Eindruck des inquisitorischen Ausfragens vermitteln
  - Beschuldigungen implizieren
  - die Problemorientierung verstärken

> **LITERATUR**
> Joseph O´CONNOR, John SEYMOR (1998): Neurolinguistisches Programmieren
> Klaus GROCHOWIAK (1996): Das NLP Practitioner Handbuch

5.5.2 Sachebene und Beziehungsebene im Gespräch auseinander halten

SCHULZ VON THUN hat in seinem Kommunikationsmodell die vier Seiten einer Nachricht dargestellt. Jedes gesprochene Wort, jede Mitteilung, die von einem Menschen an einen anderen gerichtet wird, hat vier wesentliche Ebenen.
- Die Sachinformation – Worüber informiere ich?
- Die Selbstoffenbarungsebene – Was gebe ich von mir selbst kund?
- Die Beziehungsebene – Was ich von dir, bzw. von unserer Beziehung halte?
- Die Appellebene – Was du tun sollst.

Der Empfänger kann aus den Nachrichten die vier verschiedenen Aspekte hören. In der Regel hat jeder von uns bestimmte Empfangsgewohnheiten. Abhängig davon, auf welchem „Ohr" der Empfänger verstärkt hört, nimmt das Gespräch einen anderen Verlauf.
Das Modell eignet sich zur Analyse konkreter Nachrichten und zur Aufdeckung von Kommunikationsstörungen.

> **LITERATUR**
> F. SCHULZ VON THUN (1998 und 1999): Miteinander Reden, Störungen und Klärungen 1-3

BEURTEILUNG 5

Abb. 19: Ebenen einer Nachricht im Gespräch Pflegeperson – Patientin

Gespräch zwischen der Patientin Fr. Neumann und Krankenschwester Fr. Garb, die gerade dabei ist, für alle Patienten den Essensplan auszufüllen. Frau Neumann sagt zu Sr. Garb:
„Wissen Sie – ich sehe nur noch schwarze Kreuze in meinen Träumen."

Mögliche unausgesprochene Nachricht:

Selbstoffenbarung:	„Ich habe Angst vor dem Sterben." „Ich habe Angst vor der Bekanntgabe meiner Untersuchungsergebnisse."
Beziehungsaspekt:	„Ich kann mit Ihnen über meine Ängste sprechen und halte Sie für kompetent."
Appell:	„Bitte trösten Sie mich!" „Teilen Sie mir die Ergebnisse mit!" „Sprechen Sie mit mir über meine Ängste, Träume!"
Sachebene:	(steht hier offensichtlich im Hintergrund)

Sr. Garb antwortet:
„Ach, machen Sie sich mal nicht so viele Gedanken, Sie werden sehen: In ein paar Tagen sieht die Welt schon wieder anders aus."

Analyse der Reaktion:
Die Pflegende hat auf der Appellebene reagiert und versucht, die Patientin zu trösten. Das Gespräch geht nicht weiter. Es kann sein, dass die Bedürfnisse der Patientin auf diese Weise nicht befriedigt wurden.

Mögliche Reaktion der Pflegeperson im Sinne der partnerzentrierten Gesprächsführung, mit dem Ziel herauszubekommen, was die Patientin für eine Nachricht gesendet hat:
„Das macht Ihnen sicher Angst" (verbalisierte Reaktion, um mehr über die Selbstoffenbarungsnachricht zu erfahren)
oder
„Was bedeuten diese Träume für Sie?" (offene Frage; Reaktion, um mehr über die Selbstoffenbarungsnachricht zu erfahren)

5.5.3 TRANSAKTIONSANALYSE

Eric BERNE hat eine unter der Bezeichnung Transaktionsanalyse bekannte Theorie entwickelt (BERNE 1989). Eine Transaktion besteht aus einem Reiz und einer Antwort, meistens eine Aussage oder Antwort eines Gesprächspartners. In einer Weiterentwicklung der Theorie von Siegmund Freud und Carl Gustav Jung analysierte BERNE die sich bei einer Transaktion gegenüberstehenden Menschen.

Nach dieser Theorie haben die Gesprächspartner jeweils drei ICH-Zustände:

- ELTERN-ICH,
    das kritisch oder auch stützend sein kann
- ERWACHSENEN-ICH,
    das rational, vernunftbetont, nüchtern, neutral und sachlich ist
- KIND-ICH,
    das kindisch spontan oder angepasst sein kann

Kommunizieren zwei Menschen miteinander, stehen sich die drei Ich-Zustände gegenüber. Eine Nachricht wird dabei in einem der drei Zustände formuliert und beim Empfänger auch in einem ganz bestimmten Zustand aufgenommen. Dabei lassen sich unterschiedliche Reiz-Antwort-Kombinationen unterscheiden. Generell gibt es zwei Typen von Transaktionen:

- Parallele Transaktionen, sie sind passend, stimmig. Die Kommunikation kann ungestört fortfahren
- Kreuz-Transaktionen, sie sind konfliktträchtig. Mit hoher Wahrscheinlichkeit kommt es zu Störungen.

Die Transaktionsanalyse hilft, Störungen zu identifizieren, Kommunikationsmuster zu erkennen und entsprechend darauf zu reagieren.

Versuchen Sie bitte, sich einen Konflikt oder einen Streit zu vergegenwärtigen, den Sie vor kurzem hatten und dessen Anlass vergleichsweise harmlos war! In welchem „Ich-Zustand" haben Sie dieses Streitgespräch geführt und in welchem ihr „Kontrahent"?

BEURTEILUNG 5

Abb. 20a: Beispiel für eine Kreuz-Transaktion nach BERNE

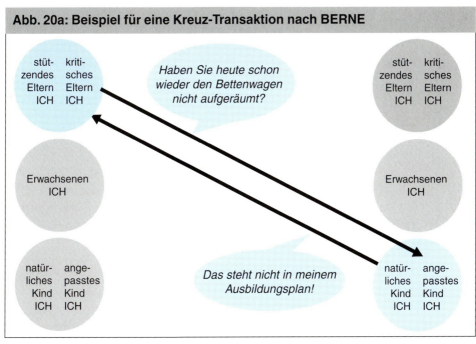

Abb. 20b: Beispiel für eine parallele Transaktion nach BERNE

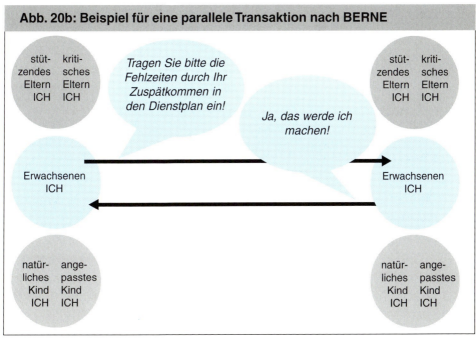

5.5.4 KLIENTENZENTRIERTE GESPRÄCHSFÜHRUNG

Die Gesprächstechniken der klientenzentrierten Gesprächsführung sind ergänzendes Handwerkszeug bei der täglichen Kommunikation mit dem Patienten und den Mitarbeitern. Bei der klientenzentrierten Gesprächsführung nach ROGERS geht es darum, dem Gesprächspartner durch gezieltes Fragen, aktives Zuhören und selektive Reflexion einen eigenen Zugang zu Problemstellungen zu eröffnen und ihn dabei zu unterstützen, Lösungen zu entwickeln. Häufig neigen wir dazu, beraterzentrierte Gespräche zu führen und durch Rat und Tat dem Gesprächspartner zur Seite zu stehen. Durch die beraterzentrierte Gesprächsführung wird der Mitarbeiter/Patient blockiert, eigene Problemlösungen zu finden, er wird entmündigt und kann die Verantwortung für die Entscheidungen abgeben.

Techniken der klientenzentrierten Gesprächsführung
- Aktives Zuhören
- Orientierung durch gezielte Informationen
- Offene Fragen stellen
- Selektive Reflexion durch:
  - Spiegeln und Paraphrasieren
  - Zwischenzusammenfassung als Fokussierung der Äußerungen
  - Konfrontation
  - Verbalisieren

Aktives Zuhören
Es gibt verschiedene Möglichkeiten, dem Gesprächspartner die „aufnahmebereite Zuwendung" zu signalisieren. Hierzu gehören der Blickkontakt, der zwischen gerichtetem und ungerichtetem Blick wechselt, die Ausdrucksbewegungen und verbale Äußerungen, die das aktive Zuhören unterstreichen.
Ausdrucksbewegungen sind zum Beispiel:
- Kopfnicken bei Zustimmung
- Vorstrecken und Zurückziehen des Kopfes als Intensivierung oder Verminderung der Kontaktbereitschaft
- Seitliche Neigung, verbunden mit vertikaler Drehung im Sinne des Überlegens
- Hin- und Herbewegung als Zeichen des Zweifelns usw.

Offene Fragen

Sie führen weder zu Ja/Nein-Antworten noch zu bloßen Faktenantworten, sondern wirken als Aufforderung, ausführlicher auf das Gesprächsthema einzugehen. Mit offenen Fragestellungen öffnet sich der Gesprächspartner, über Einstellungen, Ereignisse, gefühlsmäßige Reaktionen zu sprechen. Zusammenfassend dienen offene Fragen der Öffnung des Gesprächspartners, dem Fortgang und der Vertiefung des Gespräches.

Techniken der selektiven Reflexion

Von selektiver Reflexion wird gesprochen, wenn aus der verbalen oder averbalen Äußerung des Gesprächspartners Passagen herausgegriffen werden, die für das Erkennen und Lösen des Problems von besonderer Bedeutung sind. Seklektiv heißt nicht, auf die Äußerungen des Gesprächspartners durch die Brille des Gesprächsführenden zu reagieren (was bei der beraterzentrierten Gesprächsführung häufig der Fall ist), sondern wesentliche Aspekte im Sinne eines Sammelspiegels scharf zu stellen, das Gespräch auf Wesentliches zu fokussieren.

- **Spiegeln und Paraphrasieren**
  Die einfachste Form der Spiegelung ist die wörtliche Wiederholung der Gesprächsinhalte. Diese Technik wird auch Paraphrasieren genannt.

- **Zwischenzusammenfassung als Fokussierung der Äußerungen**
  Die Zwischenzusammenfassung mit Fokussierung auf bestimmte Gesprächsinhalte ist ebenfalls eine Methode des Spiegelns und hat ebenfalls zum Ziel, den Gesprächspartner anzuregen, über seine Äußerungen nachzudenken, zu klären oder zu vertiefen. Durch die Fokussierung auf bestimmte Gesprächsinhalte kann der Gesprächsführende auf bestimmte Äußerungen gezielt reagieren und das Gespräch leiten.

- **Konfrontation**
  Konfrontation mit zum Beispiel wiedersprüchlichen Aussagen hilft dem Gesprächspartner Sachverhalte zu klären.

- **Verbalisieren**
  Indirekt ausgedrückte Gefühle und Selbstoffenbarungsnachrichten werden vom Gesprächspartner verbal formuliert.

LITERATUR   ROGERS (1996) Therapeut und Klient. Grundlagen der Gesprächspsychotherapie.

5.5.5 Kommunikative Fähigkeiten/Anforderungen an Führungspersonen im Pflegebereich

Der Regelkreis der Personalentwicklung verdeutlicht sehr gut, dass das Gespräch mit dem Mitarbeiter eine zentrale Rolle spielt. Die Qualität einer Führungsperson wird entscheidend von ihren Interaktionsfähigkeiten bestimmt. In den vorangegangenen Punkten wurden einige Gesprächstechniken vorgestellt, die bei der Gesprächsführung (Feedbackgespräch, Unterstützungsgespräch, Motivationsgespräch, Fördergespräch, Kritikgespräch usw.) mit dem Mitarbeiter hilfreich sein können.

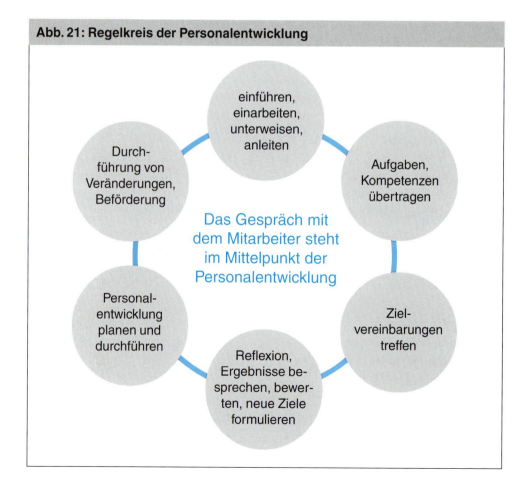

Abb. 21: Regelkreis der Personalentwicklung

Da die Kommunikation und Interaktion in Schlüsselpositionen von zentrale Bedeutung sind, ist bei der Förderung und Auswahl der künftigen Stelleninhaber im Pflegemanagement besondere Sorgfalt notwendig. Anhand eines Anforderungsprofils im Bereich der Kommunikation und Interaktion kann gezielt überprüft werden, ob Mitarbeiter das gewünschte Potential bereits besitzen oder entsprechende Förderprogramme eingeleitet werden sollten.

Abb. 22: Anforderungsprofil von Führungspersonen im Pflegebereich
(Stationsleitung/ PDL/ IBF/ QM/ Pflegeforschung/ Lehrer für Pflegeberufe)

Die Kommunikation/Interaktion ist gekennzeichnet durch:

Zuhören können:
- Wendet sich dem Gesprächspartner aufnahmebereit zu (verbal, nonverbal)
- Zeigt Interesse

Wertschätzung des Gesprächspartners
- Zeigt Akzeptanz gegenüber anderen Meinungen, vertritt aber klar den eigenen Standpunkt, wenn es zur Umsetzung der Unternehmensziele notwendig ist
- Orientiert sich im Gespräch an dem, was der Gesprächspartner braucht
- Holt den Mitarbeiter dort ab, wo er steht
- Motiviert den Mitarbeiter, Unternehmensziele zu unterstützen
- Bezieht den Mitarbeiter bei Entscheidungsprozessen ein und äußert den Wunsch nach kooperativen Lösungen; lädt Mitarbeiter dazu ein
- Ist auf gleichberechtigter Basis zu gemeinsamem Planen und Handeln bereit
- Respektiert die Persönlichkeit des Mitarbeiters und begreift seine Förderung als ein Ziel
- Versteht es durch gezielte Fragen, Verbalisieren, Paraphrasieren usw. die Mitarbeiter zu eigenen Problemlösungen anzuregen
- Achtet auf ein passendes Gesprächsumfeld und den passenden Zeitpunkt

Fortsetzung Abb. 22: Anforderungsprofil von Führungspersonen

Fairness:
- Vermeidet persönliche Verletzungen und die Erzeugung von Ängsten
- Stärkt die Selbstachtung der Mitarbeiter, kritisiert sachlich
- Zeigt Unterstützungsmöglichkeiten und Entwicklungspotential auf
- Hält Versprechungen
- Steht loyal zu Fehlern
- Beginnt ein Gespräch nicht mit dem was „trennt", sondern was „zusammenführt" > Gemeinsamkeiten
- Spielt die eigene Machtposition nicht aus, macht Motive und Absichten transparent

Ausdruck:
- Drückt sich klar und deutlich aus
- Versteht es Missverständnisse zu klären
- Kann sich auf die Sprachebene seines Gegenüber einstellen
- Fachlich fundierte und strukturierte Ausdrucksweise

Aufgeschlossenheit:
- Geht auf Mitarbeiter offen und freundlich zu
- Neue Ideen werden vorurteilsfrei mit den Mitarbeitern diskutiert und analysiert
- Ist bereit zu experimentieren und äußert keine vorschnellen Urteile

Wahrnehmung:
- Nimmt Spannungen, unausgesprochene Konflikte wahr und spricht diese zur Klärung an

5.5.6 Fragen zur Selbstreflexion des Beurteilungsgespräches

- Habe ich den Mitarbeiter zur Weiterentwicklung/Leistungssteigerung motiviert?

- Habe ich ihn motiviert, mit mir zusammenzuarbeiten? Oder habe ich Widerstände erzeugt? Wenn ja: - Was hätte ich anders machen können, um diese Widerstände zu vermeiden?

- Habe ich dem Mitarbeiter genügend Zeit gegeben, seine eigenen Auffassungen zum Ausdruck zu bringen?

- Habe ich ihn sicherer gemacht oder eher unsicher?

- Habe ich eine ganz bestimmte Arbeitsweise vorgeschlagen, wie er beginnen kann, seine Arbeit zu verbessern? Versteht er genau, was ich von ihm erwarte?

- Habe ich irgend etwas versprochen, von dem ich nicht sicher bin, ob ich es halten kann?

- Wie wäre meine Reaktion gewesen, wenn ich auf der anderen Seite gesessen hätte?

- Haben Sie herausgearbeitet, welche seiner Stärken der Mitarbeiter einsetzen kann, um die Ziele zu erreichen?

- Haben Sie das Gespräch positiv beendet?

> Echte Beurteilungsgespräche/Feedbackgespräche sind ein Dialog und kein Monolog.

5.6 Mitarbeiterbeurteilungsbögen und Personalentwicklungsbögen – Möglichkeiten des Aufbaus

Es gibt verschiedene Methoden und Verfahren, die in der Praxis der Mitarbeiterbeurteilung angewendet werden. Von der freien Beschreibung, die in freier Formulierung von Eindrücken niedergeschrieben wird, bis hin zur Festlegung einer Rangfolge zu einzelnen Merkmalen.
Im Folgenden werden einige Möglichkeiten kurz dargestellt.

Abb. 23: Freie Beschreibung zu einzelnen Leistungs-Merkmalen

Arbeitsleistung:
Die Arbeitsleistung von Schwester Heike Jak entspricht den Anforderungen der Station. Sie führt die ihr aufgetragenen Arbeiten gewissenhaft und sorgfältig aus.
Das Arbeitstempo ist zufriedenstellend. ...

Der Vorteil der freien Beschreibung besteht darin, dass die Führungspersonen die Möglichkeit haben, die Mitarbeiter sehr differenziert zu beurteilen und die Schwächen und Stärken in der Formulierung gut herauszuarbeiten.

Folgende Punkte sprechen gegen diese Art der Beurteilung.
- ein Vergleich mit anderen Beurteilungen ist schwer möglich
- große Gefahr der Subjektivität
- hohe Anforderungen an den Beurteiler
- Interpretationsspielraum der Beurteilung

Abb. 24: Beurteilungsskala mit Einstufungsmöglichkeit in Prädikat-Form

Sozialverhalten	1	2	3	4	5
• Anleitung von Auszubildenden					
• Verhalten gegenüber Vorgesetzten					
• Verhalten gegenüber Patienten					
• Verhalten gegenüber Angehörigen					
• Kompromissbereitschaft					
• Teamarbeit					
• Ausgeglichenheit					
• Einsatzbereitschaft					

1: sehr gut   2: gut   3: befriedigend   4: ausreichend   5: mangelhaft

Die Beurteilungsskala kann in Form von Zahlen, Buchstaben oder mit Ankreuzfeldern zu formulierten Kriterien aufgebaut sein.
Für jedes Merkmal ist eine Skala mit verschiedenen Stufen vorgegeben, mit denen sich der unterschiedliche Ausprägungsgrad des Mitarbeiters darstellen lässt.

Die Vorteile dieses Systems liegen in der schnellen und praktikablen sowie überschaubaren Möglichkeit, die Arbeitsleistungen und das Arbeitsverhalten des Mitarbeiters darzustellen.

Nachteile sind in der subjektiv bestimmbaren Einstufung der Merkmale zu sehen. Der Umgang mit diesem System in der Pflege unterstreicht diese Gefahr. Diese Methode verleitet zu einer oberflächlichen Beurteilung, und es kommt häufig bei realistischen Einschätzungen des Leistungspotentials zu Widerständen bei den Mitarbeitern.

Beurteilungsskalen mit Hilfe von Verhaltensmustern

Abb. 25: Verbalisierte Verhaltensskala mit Stufenbeschreibung

Initiative und Leistungsbereitschaft:

Maß des Bemühens, aus eigenem Antrieb Probleme aufzugreifen. Fähigkeit, eigene Vorstellungen zu verwirklichen.
- Wie zielstrebig und schwungvoll werden Aufgaben in Angriff genommen?
- Wie zielstrebig und schwungvoll werden Lösungen gefunden und durchgeführt?

Setzt sich selbst Ziele. Greift Probleme auf, verfolgt sie entschlossen und bringt sie stets zu einer sicheren Lösung. Überwindet auch erhebliche Schwierigkeiten mit Energie.	Geht die Probleme zielstrebig an. Ist tatkräftig und aktiv. Gibt selten auf, ehe eine Sache nicht abgeschlossen ist.	Arbeitet innerhalb des vorgegebenen Rahmens aus eigenem Antrieb und mit Erfolg.	Arbeitet ohne wesentlichen Arbeitsantrieb und ohne eigene Zielsetzungen. Bedarf der Anleitung und Arbeitszuweisung sowie der Unterstützung.	Ist im Arbeitsprozess eher passiv und wirkt energielos. Die zugeteilte Arbeit ist ihm/ihr häufig zu viel.

Abb. 26: Quantitative Verhaltensskala

Entschlussfähigkeit:

Entscheidet auch in schwierigen Situationen sehr schnell, sicher und überlegt. Ist selbständig und entschlussfähig, steht zu seinen/ihren Entscheidungen.

* nicht ausgeprägt
* wenig ausgeprägt
* normal ausgeprägt
* stärker ausgeprägt
* sehr stark ausgeprägt

Bewertungsskalen mit Verhaltensmustern reduzieren die Gefahr der subjektiv bestimmten Einstufung. Die beschriebenen Verhaltensmuster lassen sich bei dem Mitarbeiter beobachten und damit auch beurteilen. Die Verhaltensmerkmale sind eine ideale Gesprächshilfe beim Beurteilungsgespräch sowie beim Feedbackgespräch mit anschließender Zielformulierung im Sinne der Personalentwicklung. Der Mitarbeiter kann die Einschätzung leichter nachvollziehen und an seinen Schwächen arbeiten. Als Nachteil ist die schwierige und langwierige Entwicklung dieses Beurteilungsbogens zu nennen.

6 MITARBEITERFÜHRUNG MIT ZIELVEREINBARUNGEN

Ziele zu formulieren ist eine schwierige, aber unverzichtbare Aufgabe für Sie als Führungskraft. Vermeiden Sie die typischen Fehler, damit Sie mit klaren, verbindlichen Zielen höhere Erfolge verbuchen und gleichzeitig Ihre Mitarbeiter motivieren.
Zielvereinbarungen sind nicht nur wichtig für Bereiche, in denen das Geschehen im Wesentlichen nach quantitativen Größen gesteuert wird. Ziele zu setzen und zu formulieren, ist nach Ansicht aller modernen Managementansätze heute mit das wichtigste Führungsinstrument überhaupt. Erfolgreiche Führung ohne klare Ziele vorzugeben ist schlechterdings nicht vorstellbar.
Eine gewisse analytische Wahrheit steckt auch in der ironischen Alltagsbeschreibung: „Nachdem wir das Ziel endgültig aus den Augen verloren hatten, verdoppelten wir unsere Anstrengungen."

6.1 DEFINITION ZIEL

Ein Ziel ist die exakte Beschreibung eines zu erwartenden Ergebnisses oder die konkrete Beschreibung eines gewünschten Zustandes zu einem festgelegten Zeitpunkt.

6.2 GRÜNDE, WARUM ZIELVEREINBARUNGEN FÜR MITARBEITER WICHTIG SIND

1. Der Mitarbeiter erhält eine Orientierung, wie sein Erfolg zum Erfolg der Einrichtung beiträgt.
2. Der Mitarbeiter erhält einen klaren Maßstab für seine Leistung. Zielvereinbarungen führen zu einem Mehr an Transparenz.
3. Der Mitarbeiter kann sich aktiv an der Zielfindung beteiligen und so Einfluss auf die Einrichtungsentwicklung nehmen.
4. Der Mitarbeiter erhält Klarheit über seine Entwicklungsmöglichkeiten.

6.3 Fehler bei der Zielformulierung vermeiden

Fehler-Beispiele:

Was will mein Chef eigentlich von mir????

- „Der Mitarbeiter soll sich anstrengen, ganzheitlicher zu pflegen."
- „Die Anzahl der Beschwerden soll auf ein normales Maß zurückgeführt werden."
- „Unser Ziel ist es, die Patienten freundlich und zuvorkommend zu behandeln."
- „Die Bezugspflegende soll darauf achten, Ihren Rahmendienstplan einzuhalten."
- „Der Mitarbeiter soll seine Arbeitszeiten den Bedürfnissen der Pflegeorganisation anpassen."
- „Der Mitarbeiter soll keine Fehler beim Stellen der Medikation machen."

Alle diese Zielformulierungen haben die folgenden Fehler gemeinsam:

1. Das zu erreichende Ergebnis ist nicht konkret genug formuliert! Denn: Was heißt es schon, „ganzheitlicher" zu pflegen? Was ist das normale Maß?
2. Es wird nicht exakt angegeben, bis zu welchem Zeitpunkt genau das Ziel erreicht werden muss.
3. Ziele sollen positiv formuliert sein.

6.4 Grundlagen für erfolgreiche Zielvereinbarungen

1. Zielformulierungen beinhalten/berücksichtigen die übergeordneten Zielsetzungen des Unternehmens und die Zielsetzungen der Führungspersonen sowie die Zielsetzungen des Mitarbeiters.

2. Der Zusammenhang zwischen den Zielvereinbarungen mit dem Mitarbeiter und dem Erfolg des Unternehmens wird erläutert und dargestellt.

3. Die Grobziele haben eine gewisse Konstanz und dürfen sich nicht von Jahr zu Jahr gravierend ändern.

4. Zielvereinbarungen dürfen keine widersprüchlichen Formulierungen und Zielsetzungen beinhalten.

5. Zielformulierungen weisen einen konkreten Bezug zum Aufgabenbereich des Mitarbeiters auf.

6. Zielvereinbarungen konzentrieren sich auf die wichtigen Aspekte der Einrichtung und den Aufgabenbereich des Mitarbeiters

7. Zielvereinbarungen sind realistisch und für den Mitarbeiter erreichbar zu formulieren.

8. Zielvereinbarungen werden schriftlich dokumentiert und die Zielerreichung wird kontinuierlich überprüft.

9. Zielformulierungen beinhalten Kriterien, an denen die Zielerreichung messbar wird (Zeitvorgaben, Qualitätskriterien, usw.).

10. Zielformulierungen sind positiv und verbindlich, Formulierungen mit „könnte" und „sollte" sind nicht hilfreich.

6.5 MESSBARKEIT VON ZIELEN IN DER PFLEGE

Ziele vereinbaren heißt auch, den Erfolg messbar zu machen. Der Mitarbeiter erwartet eine klare Bewertung des Erreichten. Ziele und Zielcontrolling werden erreicht, wenn klare Kriterien für die Erreichung benannt werden. Die Dimensionen, um die es dabei gehen kann, zeigt die Matrix „Messbarkeit von Zielen".

Ziele in wirtschaftlichen und qualitativen Dimensionen zu formulieren ist in der Pflege noch nicht üblich und erfordert einiges an Umdenken und Strukturveränderungen.

Abb. 27: Matrix -Messbarkeit von Zielen-

messbar durch / Element	Zahlen	Kosten	Prozentsätze	Zeiträume	Erreicht bei
Zeit	• Einhalten der Liegezeiten bei Fallpauschalen • Pflegeintensitätstrend • Zeitvorgaben zu den Prozessen in Standards (Stunden/Tage) • Wieviele Problembereiche vom QM bearbeitet wurden		• Überstunden	• Einhalten von Zeitkorridoren • Einhalten der Liegezeiten bei Fallpauschalen	• Einhalten von Terminen • optimalem Durchlauf der Behandlungs-/Versorgungsprozesse
Ressourcen Mittel	• Verfallsdaten • Fehlzeiten • Fluktuation • Anzahl der eingesetzten Aushilfen	• Personaleinsatz • Materialeinsatz • Lagerhaltung	Belegungszahlen • Fehlbelegung • Ausnutzung der Geräte, des Labors etc.	• Wartezeiten	• zu definierendem optimalen Ressourceneinsatz
Qualitative Elemente			• Infektionsrate • Komplikationsrate • Frakturrate • Dekubiti • Wundheilung	• Wieviele OP-Termine wurden verschoben (organisatorische Gründe)	• interner u. externer Kundenzufriedenheit • Einhaltung der Standards • keine Komplikation
Quantitative Elemente	• „Fälle" • Belegung • andere Dienstleistungen • Anzahl der Arbeitsunfälle	• Einhalten der Budgets bei Fallpauschalen		• Wieviele Patientenbeschwerden bearbeitet wurden	

6.6 Regelkreis Mitarbeiterführung

Ganz allgemein können wir beobachten, dass sich im Gesundheitswesen die Abstände in der Hierarchie verringern. Führungspersonen werden zunehmend nach Persönlichkeit, Durchsetzungsvermögen, Überzeugungsstärke und Motivationskraft beurteilt.
Das Wissen über Führung von Einrichtungen im Gesundheitswesen als auch das Verständnis von Mitarbeiterführung hat sich in den letzten Jahren drastisch verändert. Beim Realisieren von „Führen mit Zielen" sollte der zeitgemäße Regelkreis der Führung richtig verstanden werden.

> ZEITGEMÄẞER REGELKREIS „FÜHRUNG MIT ZIELEN"

Führen meint nach dem zeitgemäßen Führungsregelkreis im Pflegebereich, mit Mitarbeitern Veränderungen herbeiführen durch:

- Visionen und Zielrichtungen
- die Zukunft im Auge
- mit dem Menschen reden
- mit ihnen diskutieren, nicht für sie denken und handeln
- kooperative Entscheidungen sichern
- helfen, Visionen und Ziele zu sehen, zu entwickeln und zu erreichen
- Botschaften formulieren und geben
- Werte ansprechen und vorlegen
- begeistern
- Selbstverantwortung der Mitarbeiter ansprechen und nutzen
- interessante und herausfordernde Aufgaben ermöglichen
- viele Informationen sammeln und geben
- Zusammenhänge erkennen und erklären
- Verbindungen herstellen
- Mitarbeiter fördern und fordern

Führen mit Zielen wird nicht nur individuelle Veränderungen des Führungsstils der Pflegeperson zur Folge haben, sondern möglicherweise zu Änderungen im Arbeitsablauf, in Informationsprozessen und im Sinne der Führungsorganisation zu Veränderungen in der Organisationsstruktur oder im Team führen.

Das heute gern benutzte Schlagwort von der „lernenden Organisation" muss auch gelebt werden. Das heißt, es ist Aufgabe der Führungsperson, entsprechende Lernvorgänge beim Mitarbeiter zu initiieren, zu begleiten und eine geeignete Lernumgebung zu schaffen. Je mehr dieses gelingt, desto größer ist die Wahrscheinlichkeit, bei der Verständigung über Ziele auf kompetente und engagierte Mitarbeiter zu treffen.

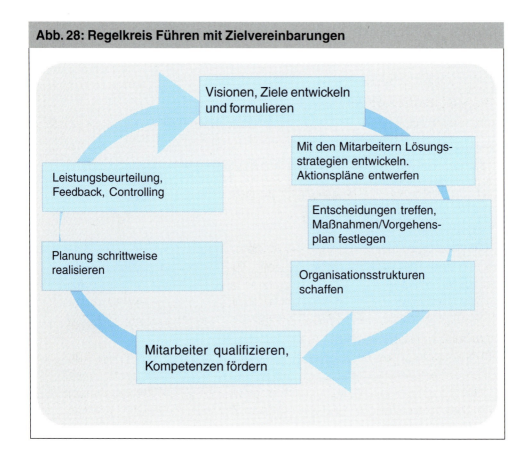

Abb. 28: Regelkreis Führen mit Zielvereinbarungen

6.7 Zielinhalte

Zielinhalte können folgende Dimensionen zum Gegenstand haben:
- **Marktorientierte Inhalte**
  - Wettbewerbsvorteile
  - Patientenzufriedenheit
  - Pflegequalität und Qualität der Behandlungsprozesse
- **Personale Inhalte**
  - Qualifikation
  - Mitarbeiterbildung
  - Soziale Aspekte
- **Strukturelle Inhalte**
  - Funktionen/ Einführung von EDV o. Ä.
  - Organisationsabläufe
  - Behandlungsprozesse
- **Betriebswirtschaftliche Inhalte**
  - Wirtschaftlichkeit
  - Leistungsnachweis

6.8 Führungspersonen in der Pflege und „Führen mit Zielen"

Im Rahmen der Verständigung über Ziele werden an eine Führungsperson enorme Anforderungen gestellt. Zum einen gilt es, die Zielvorstellungen mit den eigenen Vorgesetzten auszuhandeln und zu präzisieren, zum anderen muss sie Mittel und Wege finden, eben diese Vorstellungen in der eigenen Abteilung durch ein möglichst hohes Maß an Mitarbeiterbeteiligung umsetzen.

Dabei sind die notwendigen Vereinbarungen mit den persönlichen Wünschen, Interessen und Zielvorstellungen in Einklang zu bringen. Dieser Vorgang wird um so problematischer, je weniger die Führungsperson sich über ihren Standort und die eigenen Ziele Klarheit verschafft hat. Der Klärung persönlicher Ziele wird aktuell besonders in NLP-orientierten Publikationen und Weiterbildungsmaßnahmen besondere Beachtung geschenkt (NLP = neuro-linguistisches Programmieren). Ausgehend von der Prämisse, dass vielen Menschen häufig das notwendige Know-how fehlt, wird hier eine Bearbeitungsstruktur (Programm) angeboten, die den Prozess der Zielklärung systematisieren hilft.

NLP geht dabei von folgender Grundannahme aus:
Wenn wir zu uns sagen, wir möchten etwas besser machen als beim letzten Mal, haben wir die internale Repräsentation vom „letzten Mal" im Kopf. Wir werden förmlich davon angezogen und haben kaum die Möglichkeit, einen neuen Weg zu entwickeln. Fragen wir uns dagegen nach unseren Zielen und überlegen genauer, was notwendig ist, um diese Ziele zu erreichen, verändern wir unsere internale Repräsentation. Wir sind frei und entdecken, entwickeln Ressourcen und Fähigkeiten, unsere Ziele zu erreichen.

Aus diesen Gründen wird folgende Vorgehensweise vorgeschlagen:

- **Zieldefinition:**
  Was genau ist mein Ziel? Was will ich? Positive und eindeutige Formulierung des Zieles.

- **Zielressourcen:**
  Wie kann ich das Ziel erreichen? Was brauche ich, um es zu erreichen? Gibt es Situationen in der Vergangenheit, in denen mir die entsprechenden Ressourcen schon zur Verfügung standen?

- **Zielerkennungskriterien:**
  Woran werde ich erkennen, dass das Ziel erreicht wurde?

- **Zielverträglichkeit:**
  Wie wird sich mein Leben bei der Zielerreichung verändern? Wie harmoniert es mit anderen Zielen? Welche anderen Ziele könnten dieses Ziel behindern? Was wäre ich bereit, für die Zielerreichung zu geben?

- **Zielverantwortung und Kontrolle:**
  Was kann ich als ersten Schritt schon heute tun? Womit kann ich schon jetzt beginnen? Habe ich die volle Kontrolle oder bin ich bei diesem Ziel von anderen abhängig? Welche weiteren Schritte führen zur Zielrealisierung?

Der besondere Nutzen dieser Vorgehensweise besteht darin, dass durch die schriftliche Bearbeitung eine mentale Programmierung und Verinnerlichung der Ziele entsteht, die verhindert, dass im hektischen Tagesgeschäft die persönliche Orientierung allzu schnell verlorengeht. Das Niederlegen in Schriftform erhöht zudem die Verbindlichkeit für die Initiierung zielrelevanter Aktivitäten. Im Rahmen der Zielvereinbarungen überträgt sich die persönliche Sicherheit auch auf die Mitarbeiter und wirkt damit unterstützend auf die konsequente Verfolgung von Zielen.

6.9 Typische Zielarten in Einrichtungen des Gesundheitswesens

Grundfragen, die sich jede Führungsperson immer wieder stellt, lauten: „Tun wir das Richtige? Was ist das Richtige? Wie erkennen wir das Richtige? Wie messen wir das Richtige und wie kommen wir dahin?" Die Frage nach der Effektivität beginnt bei den Unternehmensvisionen und konkretisiert sich bei den Unternehmenszielen. Daran anschließend kommt die Frage nach dem richtigen Weg, die Ziele zu erreichen - die Frage nach den Strategien und Maßnahmen.

Effektivität heißt, das Richtige/Wirksame tun
Bitte stellen Sie sich folgende Frage (in Bezug auf Ihre Organisation):
Was muss ich tun, um herauszufinden, was das „Richtige/Wirksame" ist?
Gibt es Kennzeichen, Orientierungspunkte für das „Richtige/Wirksame"?

Effizienz heißt: Das Richtige gut und ergiebig/ertragreich zu tun
Bei den Effizienzüberlegungen, die sich an die Zielüberlegung anschließen müssen, gehen wir der Frage nach:
Tun wir das Richtige **gut und ergiebig**?
Welche Maßstäbe haben Sie für die Effizienz der Pflege und wie machen Sie diese den Mitarbeitern transparent?

Unabhängig von den Inhalten der einzelnen Zielformulierungen beziehen sich diese immer auf bestimmte Zustände.
Es kann unter folgenden Zielarten unterschieden werden:

- *Anpassungsziele*
  Anpassung der Pflegefachlichkeit an Veränderungen durch das Gesundheitsstrukturgesetz. Elemente wie Kundenorientierung durch erhöhen der Wettbewerbsfähigkeit oder Qualitätsmanagement durch veränderte Gesetzeslage (§ 80 SGB XI oder SGB V § 137) sind aktuelle Zielsetzungen im Gesundheitswesen.

- *Erhaltungsziele*
  Erhaltung der Fähigkeiten und der Kompetenzen der Pflegepersonen sind periodisch wiederkehrende Zielsetzungen, da sich das Wissen verbraucht. Auch die kontinuierliche Verbesserung der Prozesse ist notwendig, da Arbeitsprozesse, die keiner kontinuierlichen Reflexion unterliegen, sich automatisch „verschlechtern"

- *Optimierungsziele*
  Optimierung von Arbeitsprozessen, Ressourcenoptimierung sind aufgrund der Budgetkürzungen im Gesundheitswesen stärker in den Mittelpunkt der Zielsetzungen gerückt. Durch kontinuierliches Controlling, Erfassung patientenbezogener Daten und Optimierung der Arbeits- und Informationsprozesse können Zielsetzungen im Gesundheitswesen effizienter gestaltet werden.

- *Expansionsziele und Innovationsziele*
  Expansionsziele können die Erweiterung der Serviceleistungen oder des Dienstleitungsangebotes der Einrichtung betreffen, Innovationsziele können neue Ideen und Anreize betreffen, die auf die Entwicklung von kundenorientierten Dienstleistungen abzielen.

Bitte formulieren Sie jeweils ein Beispiel aus Ihrem Berufsalltag zu den entsprechenden Zielarten. Folgende Fragen können Ihnen dabei helfen:

- Welche Ziele sind Sie in letzter Zeit angegangen, um die Leistungsfähigkeit Ihres Verantwortungsbereiches zu erhalten?
- Welche Ziele verfolgen Sie, um Arbeitsprozesse und –ergebnisse in Ihrem Verantwortungsbereich zu optimieren?
- Welche Ziele verfolgen Sie im Pflegedienst, um die Zusammenarbeit mit den Kunden/Patienten zu optimieren?

- Welche Arbeitsinhalte/Arbeitsfelder eigenen sich in Ihrem Arbeitsbereich für eine Expansion? (Ausdehnung/Ausbreitung)
- Welche neuen Themen, Vorgehensweisen wollen Sie angehen/einführen, um Abläufe zu optimieren bzw. Arbeitsergebnisse sowie die Kundenorientierung zu steigern?

6.10 Checkliste „Führen mit Zielen"

Nachfolgende Checkliste dient zur Überprüfung, ob die Voraussetzungen zum „Führen mit Zielen" in der Einrichtung vorhanden sind.

- Ist ein klar formuliertes Unternehmensleitbild in schriftlicher Form vorhanden?
- Ist die Unternehmensphilosophie allen Personen in der Einrichtung bekannt?
- Sind aus dem Unternehmensleitbild abgeleitete Zielsetzungen im Pflegeleitbild formuliert und sind diese realistisch?
- Sind die Ziele eindeutig und messbar formuliert und werden diese regelmäßig kontrolliert?
- Werden die Zielformulierungen im Pflegeleitbild regelmäßig in Zielfindungs-Klausuren überprüft und nach Bedarf geändert?
- Wird Änderungen durch das Gesundheitsstrukturgesetz und gesellschaftlichen Veränderungen Rechnung getragen?
- Werden Wettbewerbsfähigkeit und Kundenorientierung berücksichtigt?
- Werden Ursachenanalysen für Erfolge und Misserfolge durchgeführt?
- Ist ein kontinuierlicher Verbesserungsprozess im Sinne des Qualitätsmanagements installiert?
- Werden Teilbereiche in der Einrichtung koordiniert und der Informationsfluss sichergestellt?
- Wird bei langfristigen Zielplanungen entsprechende Marktforschung betrieben (Kundenwünsche, geplante Gesetzesänderungen).
- Gibt es Zielplanungsinstrumente wie z.B. patientenbezogene Leistungs- und Kostenerfassung, Beschwerdemanagement, Statistiken über Komplikationen, Pflegeintensitätstrend in Verbindung mit Pflegeinterventionen oder andere Qualitätskennziffern?
- Werden sämtliche Zielplanungen berufsgruppenübergreifend organisiert und koordiniert?

(Angelehnt an: BAIER 1994, S. 129)

6.11 Zielvereinbarungen im Rahmen eines Beurteilungsgespräches

Zielvereinbarungen können auch im Rahmen eines Beurteilungsgespräches (oder auch Mitarbeiterentwicklungsgespräches bzw. Feedbackgespräches) formuliert und dokumentiert werden.
Nachdem die Beurteilungskriterien, beziehungsweise der Vergleich von Anforderungsprofil und Leistungsprofil des Mitarbeiters, mit dem Mitarbeiter besprochen wurden, werden Ziele formuliert und entsprechende Maßnahmen zur Umsetzung der Ziele geplant.
Die Zielvereinbarungen werden auf dem Beurteilungsbogen formuliert und dokumentiert.

Abb. 29: Beispiel: Zielvereinbarungen im Beurteilungsgespräch

Beratung und Zielvereinbarung:

1. Welche Ziele sollen bis zum nächsten Beurteilungsgespräch erreicht werden?

2. Welche Maßnahmen werden geplant?
a) Innerhalb der Station (Aufgaben, Zeitplan usw.)

b) Außerhalb der Station
○ Seminare:
○ Fachbücher lesen:
○ Job-Rotation:
○ Sonstiges:

Anregungen für die weitere Arbeit und Hinweise zu Möglichkeiten der beruflichen Entwicklung:

7 MÖGLICHKEITEN DER BEDARFSERHEBUNG

Die Bedarfsermittlung der Personalentwicklung orientiert sich an den Unternehmenszielen, den aktuellen Strukturveränderungen, gesellschaftlichen Veränderungen, dem neuen Kundenverhalten und am Mitarbeiterpotential.
Bedarf wird ganz allgemein als eine Lücke oder Abweichung, eine Diskrepanz zwischen Ist und Soll definiert. Erst wenn diese beiden Größen bestimmt sind, kann man von Bedarf reden. Das bedeutet, dass der Bedarf nicht einfach da ist, sondern gezielt gesehen und definiert werden muss.
Wird der Bedarf ermittelt, kann dies unter unterschiedlichen Akzentsetzungen geschehen.

Die zeitliche Dimension
- Handelt es sich um einen aktuellen Bedarf, der als Re-Aktion auf erkannte Defizite festgestellt wird?
- Künftiger Bedarf bezieht sich auf erwartete oder prognostizierte Veränderungen im Unternehmen, die zu einem anderen, höheren Anforderungsprofil der Stelleninhaber führen.

Gewichtung der Personalentwicklung
- Personalentwicklungsbedarf kann einer unterschiedlichen Ausprägung von Wichtigkeit unterliegen.

Zielinhalte bei der Bedarfsermittlung
- Defizitorientierte Bedarfserhebung richtet sich an Schwächen, Mängel, Problemen, Lücken, Versäumnissen aus.
- Chancenorientierte oder potentialoptimierende Bedarfsermittlung orientiert sich daran, ungenutzte Potentiale, Stärken zu erschließen.

Der **Personalentwicklungsbedarf** kann auf apersonaler, interpersonaler und personaler Analyse-Ebene festgestellt werden (siehe Checkliste, Abbildung 30).
Meist wird, wie selbstverständlich, die Fokussierung auf den individuellen, personalen·Weiterbildungs- und Förderungsbedarf gerichtet.

Jeder, der sich mit Einrichtungen im Gesundheitswesen beschäftigt, weiß aus Erfahrung, dass sich die Personal-Entwicklung auch auf die interpersonalen Beziehungen und die objektivierten apersonalen Strukturen erstrecken muss. Die Erfahrung zeigt, dass Maßnahmen mit einhergehender Vernachlässigung der Förderung und Entwicklung von Mitarbeitern nicht zu den gewünschten Veränderungen führen.

7.1 Partizipative Methoden der personalen Bedarfserhebung

Abbildung 31 zeigt schematisch Methoden partizipativer Bildungsplanung/Personalentwicklung und die jeweiligen Maßnahmen.

Abb. 30: Checkliste: Personalentwicklungsbedarf

Wie ermitteln Sie in Ihrer Einrichtung den Bedarf an Personalentwicklung?
- auf personaler Ebene

- auf apersonaler Ebene (Organisationsebene)

- auf interpersonaler Ebene (Teamebene)

Welche Personalentwicklungsmaßnahmen können Sie in Ihrer Einrichtung identifizieren?

Welche Auswirkungen haben die Maßnahmen gezeigt?

BEDARFSERHEBUNG

Abb. 31: Methoden partizipativer Bildungsplanung/PE-Planung

Bedarfsplanung mit Hilfe gemeinsam erarbeiteter Lernzielkataloge
- Erstellung detaillierter Lernzielkataloge
- Basis sind in der Regel: Arbeitsplatzbeschreibung Arbeitsplatzanalyse, geplante Vorhaben, Veränderungen
- Transfer der Lernziele in die Planung
- Zentrale Erfassung/ Auswertung/ Feedback

Bedarfsplanung auf der Basis kritischer Vorfälle und Ereignisse
- Schilderung von gewesenen und vorhersehbaren positiven Erlebnissen, kritischen Problemen, Vorfällen, Situationen durch die betroffenen Mitarbeiter
- Selbstanalyse durch die Mitarbeiter und Empfehlung gezielter Bildungsmaßnahmen
- Gruppendiskussion u. Empfehlung
- Zentrale Erfassung/ Auswertung/ Feedback

Bedarfsplanung mit Hilfe von Beurteilungs- und Förderungsgesprächen
- Gespräche zwischen Vorgesetzten und Mitarbeitern über bisherige Zeiten (Leistungen, Verhalten, Anforderungen etc.) und zukünftigen Anforderungen/ Entwicklungsmöglichkeiten
- Gemeinsame Erarbeitung von konkreten Bildungsmaßnahmen
- Zentrale Erfassung/ Auswertung/ Feedback

Bedarfsplanung mit Hilfe von Mitarbeiterbefragungen
- Entwicklung eines Fragebogens zur Erfassung des Bildungsbedarfs
- Erfassung des Bedarfs/ Auswertung
- Diskussion der Ergebnisse und Prioritätensetzung
- Zentrale Erfassung/ Auswertung/ Feedback

Bedarfsplanung mit Hilfe gegenseitiger Interviews
- Vorbereitung der Interviews und des Erfassungsbogens
- Mitarbeiter mit vergleichbaren Tätigkeiten sprechen über ihre Tätigkeit und Bildungsbedürfnisse
- Protokollierung konkreter Bildungsmaßnahmen
- Zentrale Erfassung/ Auswertung/ Feedback

Bedarfsplanung mit Hilfe von vorhandenen Lernzielkatalogen
- Besprechung des Lernzielkataloges mit dem Betroffenen und Festlegung von Prioritäten
- Transfer der Lernziele in die Planung konkreter Bildungsmaßnahmen
- Zentrale Erfassung/ Auswertung /Feedback

7.2 Apersonale und interpersonale Analyse-Ebene des Personalentwicklungsbedarfs

Apersonaler und interpersonaler Entwicklungsbedarf kann mit Hilfe von Arbeitsanalysen ermittelt werden.
Unter Arbeitsanalyse ist eine systematische Beschreibung der Arbeitssysteme, der Prozesse, der Arbeitsabläufe und der Arbeitssituationen zu verstehen. Ziel von Arbeitsanalysen ist es, Informationen über den Ist-Zustand des betreffenden Systems und/oder über die im System arbeitenden Menschen zu erlangen.

Die Arbeitsanalyse wird in zwei große Gruppen eingeteilt:
- Die **Arbeitsplatzanalyse**, diese ist nicht aufgabenspezifisch, sondern beschäftigt sich mit den Arbeitsbedingungen, der Arbeitsumwelt
- Die **Tätigkeitsanalyse** beschäftigt sich mit aufgaben- und ablaufspezifischen Bereichen. Hierzu zählen z. B. Arbeitsinhalte, Arbeitsablauf, Arbeitsmittel, Arbeitsanforderungen

Abhängig von der Zielsetzung der Arbeitsanalyse bieten sich unterschiedliche Verfahren und Techniken zur Datenerhebung im Gesundheitswesen an:

- **Befragung von Pflegenden** (mündlich, schriftlich, strukturiert, unstrukturiert, regelmäßig oder bei Bedarf, gezielt oder allgemein usw.)
- **Problemübersichten und Critical-Incident-Schilderungen.** Hier werden aus detaillierten Schilderungen markanter Vorfälle z. B. aufgetretene Pflegefehler, Patientenbeschwerden, Kooperationskonflikte usw. Schwachpunkte abgeleitet und der entsprechende Personalentwicklungsbedarf ermittelt. (z.B. Bearbeitung von Schnittstellen, Reduzierung von Wartezeiten usw.)
- **Beobachtende Begleitung** zur Ermittlung von Prozessen, Teamstrukturen, Kommunikationskultur etc.
- **Dokumentenanalyse** z. B. Analyse der formalisierten Personalbeurteilungen oder der Pflegedokumentation auf ihren Gehalt.
- **Organisationsentwicklungs-Projekte,** z. B. Einführung eines Qualitätsmanagementsystems, Umstellung auf Primary Nursing oder Ähnliches. In diesen Fällen definieren die Betroffenen im Rahmen der Umstrukturierungen den festgestellten Bedarf an Personalentwicklung.

- **Ursachen-Problemanalysen,** bei der Ursachenforschung wird als Nebenprodukt der Entwickungsbedarf auf personaler, interpersonaler oder apersonaler Ebene deutlich. Im Rahmen der Problemlösung und Optimierung der Prozesse werden gezielte Personalentwicklungsmaßnahmen eingeleitet.
- **Interne Audits und Controlling der Zielerreichung,** bei der Selbstbewertung der Pflegeergebnisse und dem Controlling der Zielerreichung kann ebenfalls ein Qualifizierungsbedarf identifiziert werden.

7.3 EINIGE BEISPIELE AUS DER PFLEGEPRAXIS

7.3.1 QUALITÄTSÜBERPRÜFUNG IM RAHMEN DER PFLEGEVISITE

Standardisierte Qualitätsüberprüfung im Rahmen der Pflegevisite durch die Abteilungsleitung/ Stationsleitung/ Qualitätsbeauftragte.
Abbildung 32 zeigt verschiedene Qualitätsmerkmale, die im Rahmen der Pflegevisite durch begleitende Beobachtung und Dokumentenanalyse identifiziert und bewertet werden. Die Bewertung der einzelnen Kriterien kann durch einfaches Ankreuzen erfolgen, zusätzlich ist eine Spalte für Eintragungen vorgesehen.

Abb. 32: Überprüfung einzelner Qualitätskriterien bei der Pflegevisite

Qualitätsmerkmale/ -bewertung	Qualitätsergebnisse Anmerkungen Entwicklungsbedarf
1. Erfassung pflegerelevanter Informationen beim Aufnahmegespräch ○ Aufnahmegespräch wurde nicht durchgeführt ○ Grund: ○ Informationssammlung ist unvollständig ○ Alle Informationen wurden routinemäßig abgefragt ○ Informationen über soziales Umfeld, Stimmungslage, Erwartungen und Ängste wurden mit erfasst.	

Fortsetzung Abb. 32

2. Berücksichtigung von Fähigkeiten und Bedürfnissen im Rahmen des Pflegeprozesses
- ○ Bedürfnisse und Fähigkeiten sind nicht formuliert und werden nicht berücksichtigt
- ○ Bedürfnisse und Fähigkeiten werden teilweise intuitiv berücksichtigt, sind aber nicht dokumentiert (Diskontinuität)
- ○ Bedürfnisse und Fähigkeiten sind dokumentiert aber nicht mit dem Patienten abgesprochen
- ○ Bedürfnisse und Fähigkeiten sind mit dem Patienten besprochen und orientieren sich individuell am Patienten.

3. Arbeiten mit den Pflegezielen
- ○ Patient kennt die Pflegeziele nicht
- ○ Patient ist über Grobziele informiert, detaillierte Angaben zu Zielüberprüfung, Zeitraum und Feinzielen fehlen
- ○ Ziele sind dem Patienten bekannt, sie sind kleinschrittig am Patienten orientiert und berücksichtigen den Aspekt Über-/Unterforderung
- ○ Angehörige sind in Prozess und Zielsetzungen einbezogen.

4. Pflegeplanung und Pflegedokumentation
- ○ Pflegeplanung ist nicht formuliert
- ○ Es werden nur Pflegemaßnahmen dokumentiert
- ○ Es wird ein Standardpflegeplan benutzt
- ○ Der Standardpflegeplan ist auf die individuellen Bedürfnisse des Patienten zugeschnitten, es findet eine regelmäßige Überprüfung (1x wöchentlich) der Planung statt.

5. Kontinuität der Pflegeinterventionen
- ○ Durchführungsnachweis und Pflegebericht haben Lücken, der Pflegeprozess ist nicht nachvollziehbar
- ○ Durchführungsnachweis und Pflegebericht werden regelmäßig geführt
- ○ Die durchgeführten Interventionen zeigen eine hohe Kontinuität in Bezug auf die Häufigkeit einer Pflegeintervention
- ○ Die durchgeführten Interventionen zeigen eine hohe Kontinuität in Bezug auf Art und Weise der Pflegeinterventionen

6. Wirksamkeit und Pflegeergebnisse
- ○ In der Pflegedokumentation finden sich keine Aussagen über Wirksamkeit und Pflegeergebnis
- ○ Es wird nur bei Pflegeinterventionen, die nicht vom Patienten vertragen werden, eine Wirkung formuliert
- ○ Die Wirksamkeit und das Ergebnis werden regelmäßig überprüft und dokumentiert
- ○ Zielerreichungen werden regelmäßig mit Hilfe eines Standardformulars überprüft und Ursachen bei Nichterreichung analysiert.

7.3.2 Standardisierte Überprüfung der Zielerreichung und systematische Analyse der Ursachen bei Nicht-Erreichung der Ziele

Bei der Selbstbewertung der Ergebnisqualität mit Hilfe des Standardformulars (siehe Abbildung 33, S. 124) wird eine Schwachstelle identifiziert. Als Ursache für die Nichterreichung des Zieles, dass der Dekubitus bis zum 10.03.99 ausgeheilt ist, sind Lücken im Lagerungsplan identifiziert. Eine weitere Ursachenforschung kann Aufschluss über möglichen Bildungsbedarf geben.

7.3.3 Ursachenanalyse und anschließende Prioritätenfestlegung mit Hilfe des paarweisen Vergleiches

Der paarweise Vergleich ist eine Analysetechnik, die zur Anwendung kommt, wenn eine Rangordnung zwischen mehreren „Problemursachen" oder anderen „Elementen" festgelegt werden soll. Andere Elemente können zum Beispiel Lösungsvorschläge (Maßnahmen) sein, bei denen der paarweise Vergleich zur Entscheidungsfindung dient.
Prioritäten bestimmen heißt, sich zu entscheiden, welches Problem, Element zuerst bearbeitet werden soll.
Der paarweise Vergleich ist eine systematische Methode der Prioritätenbestimmung, bei der Paare der „Problemursachen" bzw. „Elemente" miteinander verglichen werden.
Bei diesem Verfahren wird sichergestellt, dass jedes Element gegen jedes andere abgewogen wird.
Nachdem die Pflegenden zunächst mit anderen Methoden (Ursachenanalyse mit dem Fischgrätdiagramm [siehe Seite 136], Brainstorming, Auswertung von Patientenbefragung oder Statistik) Problemursachen, Maßnahmen oder andere Kriterien gesammelt haben, werden diese Kriterien in das Formblatt des paarweisen Vergleiches eingetragen (siehe Abbildung 34a, Seite 125).

Abb. 33: Beispiel Selbstbewertung der Ergebnisqualität

Selbstbewertung der Ergebnisqualität mit Hilfe eines Standardformulars

Name des Patienten: Selbstbewertung durchgeführt am: von: nächste Bewertung:

Datum:	Lfd. Nr.	Problem in Kurzform:	Pflegeziel:	Erreichte Pflegeziele	Nicht erreichte Pflegeziele	Ursachen für das Nichterreichen der Ziele		Ergebnis Selbstbewertung der Zielerreichung
						Ursache Patient	Ursache Pflegeperson	
	1	Krankheitssymptome erschweren die Körperpflege	• motiviert, aktiv bei der GW mitzuhelfen	X				G = Zielsetzungen insgesamt E = Erreichte Pflegeziele
	2		• kann OK mit Handreichungen selbständig waschen	X				Formel zur Berechnung: $\frac{100 \times E}{G}$
	3		• kann Unterhemd u. Pullover selbständig anziehen		X	Fehlende Beweglichkeit		G
	4	Trockene Haut	• Geschmeidige Haut	X				Erreichte Ziele:
	5	Bestehender Dekubitus Grad I	• Dekubitus ist bis zum 3.11.99 abgeheilt		X		Lagerungsplan weist Lücken auf	$\frac{100 \times (E)}{(G)} \frac{8}{10} = 80\%$

Selbstbewertung der Ergebnisqualität mit Hilfe eines Standardformulars

Name des Patienten: Blatt 2

Datum:	Lfd. Nr.	Problem in Kurzform:	Pflegeziel:	Erreichte Pflegeziele	Nicht erreichte Pflegeziele	Ursachen für das Nichterreichen der Ziele		Ergebnis Selbstbewertung der Zielerreichung
						Ursache Patient	Ursache Pflegeperson	
	6	Pneumoniegefahr, aufgrund von oberflächlicher Atmung	Physiologisch belüftete Lunge	X				G = Zielsetzungen insgesamt E = Erreichte Pflegeziele
	7	Zittern verstärkt sich bei Bewegung, verlangsamte Bewegungsabläufe	Verbesserung der Krankheitssymptome	X				Formel zur Berechnung: $\frac{100 \times E}{G}$
	8	Unterstützung bei der Nahrungsaufnahme	Ausgeglichener Flüssigkeitshaushalt, normaler EZ	X				
	9	Abhängigkeit bei der Ausscheidung	Kontinenz ist erreicht	X				Nicht erreichte Ziele: Ursache Patient:
	10	Undeutliche Sprache	Wünsche u. Bedürfnisse werden geäußert u. verstanden	X				$\frac{100 \times (E)}{(G)} \frac{1}{10} = 10\%$ Ursache Pflegeperson:
				10	8	1	1	$\frac{100 \times (E)}{(G)} \frac{1}{10} = 10\%$

(Quellenhinweis: Erstellt in Anlehnung an das von Ursula Zawada entwickelte Selbstbewertungssystem (ZAWADA1999))

BEDARFSERHEBUNG | 7

Abb. 34a: Matrix -paarweiser Vergleich-

Ist bedeutender als?
Kennbuchstaben des Kriteriums, das die höhere Bedeutung hat, in das weiße Matrixfeld eintragen

Ermittelte Priorität
(Anzahl der Nennungen):

A =
B =
C =
D =
E =
F =
G =
H =
I =
J =
K =
L =

Häufige Nennungen ergeben eine höhere Priorität bei der Ursachenbekämpfung als wenige Nennungen.

Kriterien eintragen, das Team stellt sich anschließend zu jedem zu vergleichenden Punkt die Frage:
* Ist A bedeutender als B oder umgekehrt?
* Ist A Bedeutender als C oder umgekehrt?
und so weiter
Der Kennbuchstabe des Kriteriums, das von der Gruppe als bedeutender gesehen wird, wird in das Matrixfeld eingetragen.

	B	C	D	E	F	G	H	I	J	K	L
A											
B											
C											
D											
E											
F											
G											
H											
I											
J											
K											

Das Team vergleicht alle Kriterien in der beschriebenen Weise miteinander und trägt den Kennbuchstaben des jeweils bedeutenderen in das Matrixfeld ein. Anschließend wird ausgezählt, wie oft jeder Buchstaben eingetragen wurde. Das Element mit den meisten Nennungen hat die höchste Rangstufe. Die weitere Priorität der Bearbeitung ergibt sich aus der weiteren Nennungshäufigkeit.

Der Ökonom Vilfredo Preto (1848-1923) hat Ende des 19. Jahrhunderts die Vermögensverhältnisse der Amerikaner untersucht und festgestellt, dass 20 % der Amerikaner 80 % des Vermögens besitzen. Dieses Verhältnis 20/80 hat er auch auf zahlreiche andere Bereiche übertragen. So wird davon ausgegangen, dass ca. 20 % der Ursachen für ca. 80% der Wirkung verantwortlich sind. Das heißt, es ist wichtig, diese 20 % der Ursachen als die wichtigsten herauszufiltern. Hierzu lässt sich die Methode des paarweisen Vergleiches gut nutzen.

> ÜBERTRAGENES VERHÄLTNIS 20/80

Ein **Beispiel aus der Pflegepraxis** einer okologischen Station mit 25 Planbetten:
Die Station hat festgestellt, dass Pflegeleistungen teilweise gefährlich erbracht werden, die Pflegemaßnahmen einer Diskontinuität unterliegen und die Pflegedokumentation Lücken aufweist. Darüber hinaus beklagen die Teammitglieder, für die wichtige psychosoziale Betreuung der Patienten keine Zeit zu haben.

In mehreren Teamsitzungen wurde eine Analyse der Ursachen für die aufgetretenen „Mängel" durchgeführt. Dabei hat der Moderator im zweiten Schritt mit dem Team ein Fischgrätdiagramm (auch Ishikawa-Diagramm genannt) erstellt (siehe Seite 136).

Bevor das Team der Station den paarweisen Vergleich durchgeführt hat, wurden die zu vergleichenden Punkte aus diesem Fischgrätdiagramm durch die **Brennpunktmethode** reduziert.
Dabei wurde wie folgt vorgegangen:

Das Fischgrätdiagramm war auf großen Plakatwänden im Schulungsraum aufgehängt. Jede Pflegeperson der Arbeitsgruppe hat 12 Klebepunkte erhalten.
Die Pflegenden hatten die Aufgabe, dieses Ursachen-Wirkungsdiagramm noch einmal in Ruhe zu überprüfen und sich die folgende Frage zu stellen:

- „Welche der Ursachen sind wahrscheinlich die Hauptursachen für das Entstehen der Problembereiche auf unserer Station?"

Jede Pflegeperson durfte nach dieser Fragestellung 12 Ursachen auswählen und jeweils mit einem Klebepunkt kennzeichnen. Anschließend wurden die 12 Ursachen mit den meisten Punkten in das Formblatt des paarweisen Vergleiches eingetragen.

> DIE 12 WICHTIGSTEN URSACHEN WERDEN AUSGEWÄHLT

Im nächsten Arbeitsschritt wurde der paarweise Vergleich in der Arbeitsgruppe durchgeführt, das Ergebnis ist in Abbildung 34b dargestellt.

> DIE AUSGEWÄHLTEN URSACHEN WERDEN MITEINANDER VERGLICHEN

Auf diese Weise hat die Arbeitsgruppe versucht, die Ursachen herauszufiltern, die hauptverantwortlich für die Problemstellung sind.

Bei dieser Analyse der Ursachen für die Probleme einer Station wird als Nebeneffekt der Bedarf im Bereich der Personalentwicklung in mehreren Bereichen sehr deutlich.

Im Bereich der personalen Perspektive kann mit der Station ein Aktionsplan aufgestellt werden, der ein einheitliches Pflegeverständnis im Sinne der Unternehmensphilosophie zum Ziel hat. Im Rahmen der Organisationsentwicklung sind weitere Maßnahmen einzuleiten, die Störungen des Pflegebereiches reduzieren und Arbeitsprozesse optimieren.

Abb. 34b: Beispiel-Ergebnis -paarweiser Vergleich-

Auszählung der Nennungen = **Ermittelte Priorität:**
- A = 1
- **B = 10**
- C = 3
- D = 0
- E = 5
- F = 4
- G = 7
- **H = 10**
- I = 5
- J = 7
- **K = 9**
- L = 5

Häufige Nennungen ergeben eine höhere Priorität bei der Ursachenbekämpfung als wenige Nennungen.

Ist bedeutender als?
Kennbuchstaben des Kriteriums, das die höhere Bedeutung hat, in das weiße Matrixfeld eintragen

	B Unterschiedliches Pflegeverständnis	C Unsicherheit im Umgang mit Patienten	D Geteilte Verantwortung für die Pat.	E Priorität liegt beim Routineablauf	F Keine Konsequenz bei schlechterer Pflegequalität	G Ärzte delegieren Aufgaben, die nicht in den Bereich der Pflege fallen	H Visiten/Anordnungen 3-4 x tägl. pro Pat.	I Visiten nachmittags	J Viele Störungen durch andere Berufsgruppen	K Einbestellung, Entlassung Aufnahme unkoordiniert	L Fehlender Arbeitsplatz für konzentriertes Arbeiten
A Mangelnde Pflegedokumentation	B	C	A	E	F	G	H	I	J	K	L
B Unterschiedliches Pflegeverständnis		B	B	B	B	B	B	B	B	B	L
C Unsicherheit im Umgang mit Patienten			C	E	F	G	H	C	J	K	L
D Geteilte Verantwortung für die Pat.				E	F	G	H	I	J	K	L
E Priorität liegt beim Routineablauf					F	E	H	I	J	K	E
F Keine Konsequenz bei schlechterer Pflegequalität						G	H	I	J	K	L
G Ärzte delegieren Aufgaben, die nicht in den Bereich der Pflege fallen							H	G	G	K	G
H Visiten/Anordnungen 3-4 x tägl. pro Pat.								H	H	H	H
I Visiten nachmittags									J	K	L
J Viele Störungen durch andere Berufsgruppen										K	J
K Einbestellung, Entlassung Aufnahme unkoordiniert											K

7.3.4 Qualitätsüberprüfung der Pflegedokumentation und -planung

Im Rahmen einer Qualitätsüberprüfung wurde systematisch jede Pflegedokumentation der Bewohner einer Altenpflegeeinrichtung auf nachfolgende Qualitätskriterien hin überprüft und bewertet. Die Ergebnisse der Überprüfungen geben deutlich Aufschluss über den Bedarf an Personalentwicklung.

Abb. 35: Überprüfung von Qualitätsmerkmalen mit der Pflegedokumentation

Qualitätsmerkmale/ -bewertung Bewohner:	Qualitätsergebnisse Anmerkungen Entwicklungsbedarf
Ist die Anamneseerhebung auf dem akutellen Stand? Sind die Diagnosestellungen in der Anamnese dokumentiert?	○ ja ○ nein ○ es fehlen Informationen
Wurde die Anamnese kontinuierlich aktualisiert /halbjährlich? ○ der Rhythmus wurde nicht eingehalten:	○ ja ○ nein
Werden besondere Gefährdungen/Risiken besonders in der Dokumentation hervorgehoben?	
• Hat der Bewohner eine Einschränkung im Bereich der Nahrungszufuhr und der Flüssigkeitszufuhr?	○ ja ○ nein
• Wenn ja > Wird die Nahrungsverabreichung in der Dokumentation aufgeführt?	○ ja ○ nein
• Wird ein Flüssigkeitsprotokoll/ Trinkfahrplan geführt?	○ ja ○ nein
Ist der Bewohner dekubitusgefährdet? Wenn ja:	
• Wurde ein regelmäßiger Lagerungswechsel angeordnet und mit Hilfe eines Lagerungsplans dokumentiert?	○ ja ○ nein
• Wurde der Lagerungswechsel kontinuierlich durchgeführt und dokumentiert? (zweistündlich)	○ ja ○ nein
• Werden weitere Interventionen eingeleitet? Welche?	○ ja ○ nein
• Ist für den Bewohner ein Pflegeplan formuliert?	○ ja ○ nein
• Wird der Pflegeplan einmal im Monat überprüft und aktualisiert?	○ ja ○ nein
• Sind im Pflegeplan alle Pflegeprobleme des Bewohners formuliert?	○ ja ○ nein
• Folgende Pflegeprobleme sind nicht erfasst:	Anzahl:
• Sind Pflegemaßnahmen formuliert, die auf eine Aktivierung des Bewohners hinweisen?	○ ja ○ nein
• Werden täglich Eintragungen in den Pflegebericht vorgenommen?	○ ja ○ nein
überprüft durch die Pflegedienstleitung am:	

Bei der Überprüfung der Pflegedokumentationen in der Altenpflegeeinrichtung wurde folgendes Teilergebnis der Auswertung erzielt:

Pflegeprozess-Verständnis
Hinsichtlich des Pflegeprozesses wird deutlich, dass bei über 50 % der Informationssammlungen wichtige Informationen fehlen. Dies führt dazu, dass bei 25 % der Bewohner zutreffende und vorhandene Pflegeproblemformulierungen nicht dokumentiert werden.
Das Schulungsprogramm der Einrichtung wurde auf den ermittelten Bedarf hin ausgerichtet und es wurden verstärkt Fortbildungen zu den Themen Pflegeprozess, Aufnahmegespräch und Informationssammlung sowie rechtliche Aspekte der Pflegedokumentation angeboten.

Schulung zum Thema Dekubitusprophylaxe
Bei ca. 80 % der Bewohner, die dekubitusgefährdet sind (Nortonskala), wurden ein Lagerungswechsel und andere Pflegeinterventionen angesetzt. Bei ca. 20 % der Bewohner wurde die Dekubitusgefährdung falsch eingeschätzt. Bei ca. 60 % der gefährdeten Bewohnern wies der Lagerungsplan Lücken auf (Intervall länger als 2-3 Stunden).
Das Ergebnis der defizitären Einschätzung und Pflegeinterventionen war eine hohe Dekubitusrate.
Aus dieser Überprüfung können (neben akut notwendigen Änderungen der Pflegeplanung) folgende Maßnahmen im Bereich der Personalentwicklung abgeleitet werden:

- Schulung der Pflegepersonen zu den Themen Dekubitusprophylaxe und Lagerungsintervalle
- Schulung im Bereich 30°-Lagerung
- Schulung zum Thema Einschätzung der Dekubitusgefährdung

7.4 BEDARFSORIENTIERTE AUSWAHL DER FÖRDER-/ BILDUNGSMAßNAHMEN

Mit Hilfe einer aufgestellten Schlüsselqualifikations-/Personalentwicklungs-Matrix (siehe Abbildung 36, folgende Seite) der Einrichtung kann gut aufgezeigt werden, wo eine hausinterne Maßnahme in Frage kommt oder ob „Training off the job" geplant werden muss.

Abb. 36: Schlüsselqualifikations-/Personalentwicklungsmatrix

Schlüsselqualifikations-Matrix

Qualifikation \ Qualitätselement	Reflexionsgespräche	Literaturzirkel	Fallbesprechungen	Mitarbeiterbeurteilungssystem	Installierter Pflegeberater	Qualitätszirkel	Übergabe mit dem Patienten	Standardarbeitsgruppe	Einführungskonzept v. MA	Mitarbeiterbesprechung von MA gestalten lassen	Verantwortung für „Projekte" übertragen	Fortbildung	Fo. werden vom MA gestaltet
Reflexionsfähigkeit	●	●	●		●	●	●			●			
Wahrnehmungsfähigkeit	●		●	●									
Flexibilität				●		●	●						
Eigenständigkeit Entscheidungsfähigkeit				●		●	●		●		●		
Beziehungsfähigkeit				●	●								
Teamfähigkeit			●		●	●							
Kommunikations-/Interaktionsfähigkeit	●		●		●	●	●		●				●
Verantwortungsbewusstsein	●				●		●		●				
Fachkompetenz („neues in der Pflege")	●	●			●		●	●	●	●		●	●
Analyse-/Synthese-Fähigkeiten		●	●		●	●						●	
Lernbereitschaft	●	●		●	●							●	●
Organisations-/Planungsvermögen	●					●				●	●		
Präsentations-/Moderationstechniken						●		●		●	●		●

Mit Hilfe der hausinternen Matrix erhält die Pflege Argumentationshilfen beim Einfordern externer Bildungsmaßnahmen.

Bei der Bewertung der Matrix, welche Interventionen in der Einrichtung welche Schlüsselqualifikationen fördert, ist auf die jeweilige Qualifikation der Gruppenleitung und Teamzusammensetzung zu achten. So kann im Rahmen einer Arbeitsgruppe zu Pflegestandards auch viel über Moderationstechniken gelernt werden, wenn der Leiter der Gruppe die entsprechenden Fähigkeiten hat und einsetzt.

8 APERSONALE PERSPEKTIVE – ORGANISATIONSENTWICKLUNG

Die interpersonale Beziehung und die einzelnen Mitarbeiter existieren nicht in einer souveränen Autonomie, sondern unterliegen den Formbestimmungen der Organisation (Einrichtung).
Das bedeutet, dass die Personalentwicklung immer auch „Organisationsentwicklung" ist.

Die Inhalte des apersonalen Blickwinkels sind:
- Vernetzung mehrerer Gruppen untereinander (Gruppe der verschiedenen Berufsrichtungen, Stationen untereinander usw.)
- Hierarchiestrukturen
- Entscheidungswege, Entscheidungsträger
- Formalisierung, Standardisierung
- Strukturierung von Prozessen
- Unternehmensleitbild und –vision
- Gesundheitsstrukturgesetz, Wertewandel
- Macht, Politik, Interessen
- Informationswege

Organisationsentwicklung ist als ein längerfristig angelegter organisationsumfassender Entwicklungs- und Veränderungsprozess der Einrichtung und der in ihr tätigen Menschen zu verstehen. Der Prozess beruht auf Lernen aller Betroffenen durch direkte Mitwirkung und praktische Erfahrungen. Sein Ziel besteht in einer gleichzeitigen Verbesserung der Leistungsfähigkeit der Organisation und der Qualität des Arbeitslebens.
Die Organisationsentwicklung hat ihren Ursprung in der Aktionsforschung und der Gruppendynamik. Der Ansatz der Aktionsforschung geht auf Forschungsarbeiten von Kurt LEWIN über Gruppendynamik und Jacob MORENO über Gruppentherapie zurück. 1947 wurden in Arlington, USA, die National Training Laboratories (NTL) gegründet. NTL ist eine Vereinigung von gruppendynamisch arbeitenden Wissenschaftlern und Trainern, die sich speziell mit Organisationsveränderung beschäftigen.

8.1 Ziele der Organisationsentwicklung

- Schaffung eines offenen, Problem lösenden Klimas innerhalb der Organisation.
- Ergänzung der auf Rolle und Status basierenden Autorität durch Autorität aufgrund von Wissen und Können.
- Lokalisierung der die Entscheidungen treffenden und die Probleme lösenden Verantwortlichkeiten in größtmöglicher Nähe zu den Informationsquellen.
- Schaffung von Vertrauen unter Individuen und Gruppen innerhalb der gesamten Organisation.
- Anpassung des Leistungswettbewerbs an die Arbeitsziele und Verstärkung der gemeinsamen Anstrengungen.
- Entwicklung eines Belohnungssystems, das sowohl die Leistung der Organisation hinsichtlich ihrer Ziele als auch ihre Entwicklung berücksichtigt.
- Steigerung des Gefühls für Eigentumsrechte innerhalb der Organisation.
- Unterstützung der Manager, damit sie so handeln, wie es relevanten Zielen entspricht und nicht entsprechend früherer Praktiken oder Ziele, die im eigenen Verantwortungsbereich sinnlos erscheinen.
- Steigerung der Selbstkontrolle und Selbstlenkung der Personen innerhalb der Organisation.

Zielsetzung der Organisationsentwicklung ist es dabei, einen geplanten Wandel in der Organisation so zu ermöglichen, dass verschüttete humane Ressourcen zur Erhöhung der betrieblichen Effizienz frei werden. Der Wandel ist dabei umfassend und mit dem Schwerpunkt auf die Gruppen gerichtet.

8.2 Aktionsforschung – Definition

Aktionsforschung ist ein Konzept problemorientierter Organisationsveränderung, bei dem die Probleme gemeinsam mit den Beteiligten erhoben und analysiert werden. Veränderungsmaßnahmen werden auf Basis der gemeinsam erarbeiteten Problemanalyse eingeleitet, durchgeführt und anschließend überprüft.

8.3 Organisationsentwicklung in Einrichtungen des Gesundheitswesens

Die Personalentwicklung und somit auch die Organisationsentwicklung steckt in Einrichtungen des Gesundheitswesens noch in den Kinderschuhen.

Gerade die notwendige Organisationsentwicklung bei der Einführung und Umsetzung von neuen Arbeitstechniken und Organisationsformen wurde stiefmütterlich behandelt. In den letzten Jahren haben die meisten Einrichtungen versucht, ein ganzheitliches Pflegeorganisationssystem (Bereichspflege/ Primary Nursing) oder eine prozessorientierte Pflegedokumentation umzusetzen. Bei den Einführungsprozessen wurden in der Regel Maßnahmen im Bereich der personalen Entwicklung eingeleitet, die anderen Bereiche wurden vernachlässigt mit dem Ergebnis, dass die gewünschte Veränderung nicht eingetreten ist.

Eine Analyse mit Hilfe eines Fischgrätdiagramms macht deutlich, dass Veränderungsprozesse innerhalb einer Organisation nur dann fruchten, wenn auch die entsprechenden Strukturen innerhalb der Einrichtung geschaffen werden.
Abbildung 37 (folgende Seite) zeigt ein Fischgrätdiagramm, das im Rahmen eines Projektes mit einer Station erstellt wurde.

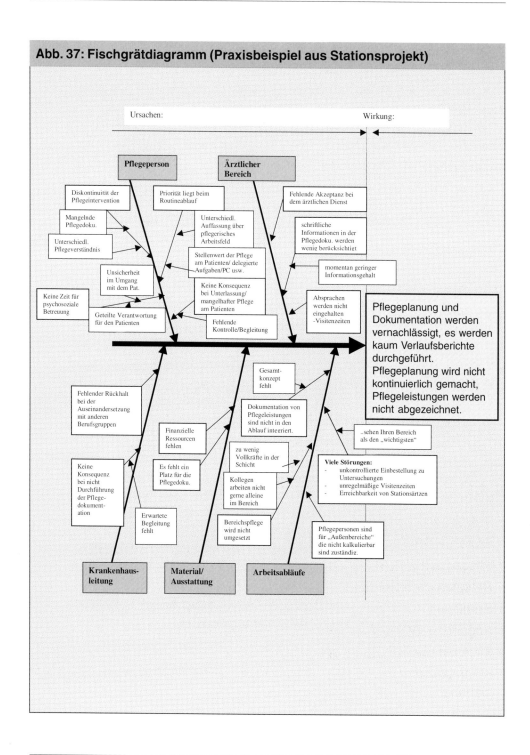
Abb. 37: Fischgrätdiagramm (Praxisbeispiel aus Stationsprojekt)

8.4 Organisationsentwicklung am Beispiel Primary Nursing

Hintergrund für die Einführung des Primary Nursing in den USA war unter anderem eine zunehmende Unzufriedenheit der Pflegenden, die folgende Punkte beklagten:
- Oberflächliche Patienten-Pflegebeziehung
- Diskontinuität der Pflege
- Nichterfasste Patientenbedürfnisse
- Unreflektierte Routineabläufe
- Fehlende Aussagekraft der Pflegedokumentation

Primary Nursing ist eine Pflegeorganisationsform, die eine ganzheitliche, patientenorientierte Pflege ermöglicht. Jedem Patienten wird bei Eintritt in die Einrichtung eine so genannte **Primary Nurse** zugeteilt, sie stellt somit eine wichtige Schlüsselfigur neben dem Patienten dar. Sie trägt für den gesamten pflegerischen Behandlungsprozess rund um die Uhr die Verantwortung, von der Aufnahme bis zur Entlassung, die Überleitung und nachstationäre Versorgung eingeschlossen. Dabei ist sie für den Patienten, seine Angehörigen, den Ärzten und dem therapeutischen Team Ansprechpartner.

8.4.1 Aufgaben der Primary Nurse

- Aufnahme des Patienten
- Erstellen des Pflegeplanes
- Pflegemaßnahmen durchführen
- Pflegedokumentation
- Ermitteln der Pflegequalität
- Angehörigengespräch führen
- Einleiten der Entlassungsplanung
- Kommunikations- und Organisationszentrale für die Behandlungsplanung

In Hinblick darauf, dass die Primary Nurse nicht rund um die Uhr Dienst hat, gibt es in diesem System die so genannte **Associated Nurse**, eine Pflegeperson, die die Primary Nurse in deren Abwesenheit vertritt.

8.4.2 Aufgaben der Associated Nurse

Während der Abwesenheit der Primary Nurse übernimmt die Associated Nurse folgende Aufgaben:

- Durchführung der Pflege entsprechend der Pflegeplanung
- Beobachtung
- Dokumentation
- Nur bei akuten Zustandsveränderungen des Patienten werden eigene Pflegeinterventionen initiiert und durchgeführt.
- Informationsweitergabe/ Übergabe an die Primary Nurse

Als Associated Nurse werden oft junge, frisch diplomierte Pflegekräfte oder Teilzeitbeschäftigte eingesetzt. Die Associated Nurse arbeitet nach der Planung der Primary Nurse.

8.4.3 Aufbau- und Ablauforganisation beim Primary Nursing

Abb. 38: Aufbauorganisation des Primary Nursing

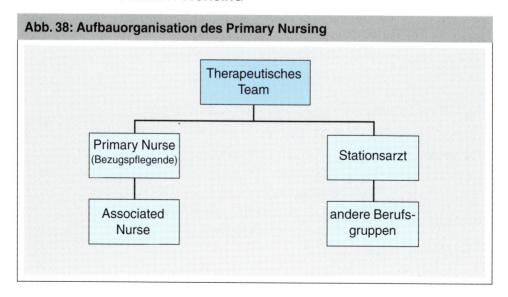

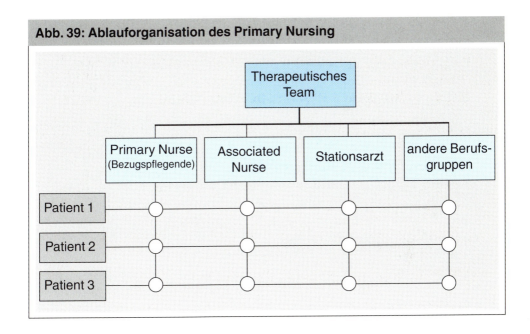

Abb. 39: Ablauforganisation des Primary Nursing

8.4.4 Vor- und Nachteile dieser Organisationsform

Die **Vorteile** dieser Organisationsform sind:
- Intensiver Kontakt zu den Patienten ist möglich, der Patient hat einen Ansprechpartner und muss sich nicht auf verschiedene Pflegepersonen einstellen
- Pflegemaßnahmen können zusammenhängend geplant und durchgeführt werden
- Steuerung des Behandlungsprozesses und der Pflegeinterventionen lässt sich leichter und zielorientiert organisieren
- Zielorientierte Pflegeinterventionen, Patienten können Pflegende nicht untereinander ausspielen
- Eigenständige Arbeitsplanung und Durchführung der Pflege mit klarem Entscheidungs- und Verantwortungsbereich hat positive Auswirkungen auf die Arbeitszufriedenheit der Mitarbeiter
- Entlastung der Leitungsspitze
- Direkte Wege und damit reduzierter Informationsverlust
- Schnellere Entscheidungs- und Handlungsprozesse

Nachteile können sein:
- Überforderung der Primary Nurse
- Pflegende, die überwiegend Associated Nurse sind (z.B. Teilzeitbeschäftigte), fühlen sich zurückgesetzt
- Hauptansprechpartner für den Patienten, therapeutisches Team u. Angehörige ist bei Abwesenheit der Primary Nurse nicht vorhanden
- Spontane Urlaubsplanung und Dienstplanänderungen sind schwer zu realisieren
- Hoher Bedarf an qualifizierten Pflegepersonen (z.B. in der Psychiatrie hohe Anzahl von Pflegenden mit der Zusatzausbildung Fachkankenschwester/-pfleger für Psychiatrie)
- Hoher Kommunikationsbedarf

8.4.5 Primary Nursing und Bezugspflegesystem

Das Bezugspflegesystem hat viele gemeinsame Punkte mit dem Primary Nursing. Folgende Unterschiede zum Primary Nursing sind allerdings festzustellen:

- In Deutschland haben Pflegende im Bezugspflegesystem wechselnde Rollen, sie sind bei einigen Patienten Primary Nurse und bei anderen Associated Nurse.
- In der jeweiligen Rolle wechseln die unterschiedlichen Aufgaben zwischen den Teammitgliedern, die gleichberechtigt sind.

Vor- und Nachteile des Bezugspflegesystems sind vergleichbar denen des Primary Nursings.

8.4.6 Die Elemente des Primary Nursing nach Manthey

M. MANTHEY, eine Pionierin des Primary Nursings, beschreibt Primary Nursing in ihrem Gundlagenwerk „The Practice of Primary Nursing" als ein System zur Erbringung von Pflegeleistungen, das aus vier Elementen besteht (siehe Abbildung 40).
MANTHEY sieht mit der Umsetzung der vier Elemente eine Möglichkeit, Pflege ganzheitlich zu gestalten. Durch die Pflegeorganisation wird zu erreichen versucht, dass eine Pflegeperson für den Patienten wäh-

APERSONALE PERSPEKTIVE 8

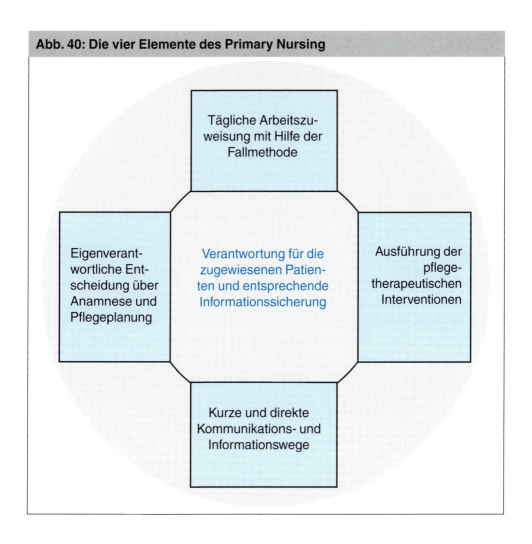

Abb. 40: Die vier Elemente des Primary Nursing

rend seines gesamten Aufenthaltes in der Einrichtung verantwortlich ist. Sie sieht in dieser Art der Pflegeorganisation die Möglichkeit, den Patienten als Individuum mit körperlichen, seelischen, geistigen und sozialen Bedürfnissen zu sehen, zu akzeptieren und den Pflegeprozess entsprechend zu gestalten.

Im Folgenden werden die einzelnen Elemente vorgestellt.

8.4.6.1 Eigenverantwortliche Entscheidung über Anamnese und Pflegeplanung

Das Herzstück dieser Pflegeorganisation basiert auf dem ersten Element, der eigenverantwortlichen Entscheidung der Primary Nurse, welche Pflege „ihre" Patienten rund um die Uhr erhalten sollen.

M. Manthey hebt die Akzeptanz von pflegerischer Entscheidungs- und Planungsverantwortung besonders hervor. Auf die verschiedenen Abstimmungsprozesse mit den anderen Berufsgruppen geht sie in ihrer Publikation nicht vertiefend ein. Durch die aktuelle Diskussion im Rahmen des Qualitätsmanagements über die gezielte Lenkung der Behandlungsprozesse und Behandlungsplanung wird deutliche, dass diesem Punkt besondere Aufmerksamkeit geschenkt werden muss. Eine monodisziplinäre Planung der am Behandlungsprozess beteiligten Professionen erweist sich als wenig sinnhaft. Es kommt vielmehr darauf an, Beobachtungen und Befunde gezielt zu erheben, berufsgruppenübergreifend auszutauschen und Entscheidungen über den Pflege- und Behandlungsprozess abzustimmen. Daraus resultieren erweiterte, kooperative Anforderungen an die Primary Nurse. Die Primary Nurse übernimmt eine aktive Rolle bei der Entwicklung einer gemeinsamen Pflege- und Therapieplanung innerhalb des therapeutischen Teams.

Abhängig von den strukturellen Rahmenbedingungen in der Einrichtung kann die Therapieplanung, Pflegeplanung und Behandlungsplanung in verschiedenen Gremien aufgestellt bzw. entwickelt werden.
An dieser Stelle kann überlegt werden, ob die Behandlungsplanung berufsübergreifende Problemstellungen formuliert und die Pflege hier eine Art Teamleader-Rolle (Team-Stimme) übernimmt, indem sie die differenzierten Problemformulierungen in den gemeinsamen Behandlungsplan mit aufnimmt.

> KANN DIE PFLEGE EINE TEAMLEADER-ROLLE ÜBERNEHMEN?

In diesem Fall ist es die Aufgabe der Primary Nurse, in wöchentlichen, berufsgruppenübergreifenden Besprechungen mit Therapeuten und Ärzten eine Feinplanung und Evaluation auf der Grundlage der Pflegeplanung zu erstellen.

Dieser gemeinsam erarbeitete Behandlungsplan beschreibt z. B. präzise, auf welche Weise, wann und wie oft der Patient gelagert, transferiert werden soll oder in welcher Weise mit dem psychotischen Erleben des Patienten umgegangen werden soll. Der Plan beinhaltet Zielsetzungen, wie der Patient einzubeziehen ist, was bei dem Patienten besonderes zu berücksichtigen ist. Die Primary Nurse fertigt somit nicht nur einen Pflegeplan an, sondern bindet wichtige Aspekte aus anderen Berufsgruppen in den Plan ein, so dass der Behandlungsplan berufsgruppenübergreifend genutzt werden kann.

> DIE PRIMARY NURSE INTEGRIERT ASPEKTE ANDERER BERUFSGRUPPEN IN DEN BEHANDLUNGSPLAN

Durch die Arbeitsorganisation des Primary Nursings mit einer kontinuierlichen Betreuung von Patienten durch ein und dieselbe Pflegeperson wird ein positiver Effekt erzielt. Die zwischenmenschliche Beziehung wird begünstigt. M. Manthey hebt den Aspekt der Beziehung nicht explizit hervor, dennoch ist es nicht von der Hand zu weisen, dass die kontinuierlich stattfindende Interaktion zwischen Patient und Pflegeperson zur Erreichung einer effektiven Pflege, zielorientierten Interaktion und Miteinbeziehung des Patienten beiträgt.

Beziehungs- oder Interaktionstheorien wie die Pflegetheorie von Hildegard Peplau sind ohne die Arbeitsorganisation des Primary Nursings schwer denkbar.

8.4.6.2 Aufgabenformulierung in der Stellenbeschreibung

Aufgaben, Kompetenzen und Verantwortung der Primary Nurse lassen sich im Rahmen einer Stellenbeschreibung formulieren.

Primary nursing care ist die Pflege, die eine Krankenschwester oder ein Krankenpfleger im Team plant, mit dem Patienten abspricht und durchführt. Für die Dauer seiner/ihrer Abwesenheit wird eine aussagekräftige, gezielte Informationsweitergabe mit Hilfe der Pflegeplanung, Pflegedokumentation und Übergabe sichergestellt.

In den folgenden Punkten werden die Aufgaben, Kompetenzen und die Verantwortung genauer definiert.

8.4.6.3 Tägliche Arbeitszuweisung mit Hilfe der Fallmethode

M. Manthey formuliert folgende Kriterien für die Fallzuweisung:
- Besondere Bedürfnisse des Patienten/der Patientin
- Besondere Fähigkeiten, spezielle Stärken der Mitarbeiter/innen

Die Stationsleitung organisiert die Zuweisung der Patienten. Dabei achtet sie in besonderem Maß auf die einzelne Qualifikation der Mitarbeiter/innen und die momentane Auslastung der Primary Nurse aufgrund der bereits zugewiesenen Patienten.

Bei der Übertragung der Pflegeorganisation in die Praxis wird deutlich, dass einige **grundlegende Fragen beantwortet werden müssen:**
- Wie viele Patienten können/müssen von einer Primary Nurse versorgt werden?
- Wie lässt sich die Organisationsform im Dienstplan darstellen?
- Kann und soll die Primary Nurse auch im Nachtdienst arbeiten?
- Sollen zur Optimierung der patientenorientierten Informationssicherung Kleinteams gebildet oder nur die feste Primary Nurse zugewiesen werden?
- Welche Auswirkungen hat die Fallmethode auf die Gestaltung der Dienst- und Urlaubsplanung?
- Kann eine Pflegende sowohl Primary Nurse als auch Associated Nurse sein? Wer ist Primary Nurse und wer Associated Nurse?
- Wie verändern sich die Aufgaben der Stationsleitung und welches Anforderungsprofil ergibt sich daraus?

Diese **Kernfragen** verdeutlichen, dass es bei der praktischen Umsetzung des Primary Nursings keine allgemein anwendbare Standardorganisation geben kann. Abhängig von folgenden Kriterien ergeben sich unterschiedliche Varianten der Umsetzung:
- Stellenplan und Anzahl der zu versorgenden Patienten
- Verweildauer der Patienten
- Fachliche Qualifikation der Mitarbeiter auf der Station
- Qualifikation der Stationsleitung und stellvertr. Stationsleitung
- Kooperation und Teamarbeit im therapeutischen Team

8.4.6.4 Verschiedene Zuordnungskriterien der Patienten

Die Zuordnung, die durch die Stationsleitung vorgenommen wird, kann unter unterschiedlichen Gesichtspunkten geschehen. Einige Beispiele:
- Abhängig vom Aufnahmetag und -zeitpunkt und der momentanen Schichtbesetzung
- Nach Wunsch der Patienten (diese Methode ist zu hinterfragen)
- Individuell nach „Therapeutenmerkmalen" (besondere Fähigkeiten oder Zielvereinbarungen bei Lernschritten des Mitarbeiters)
- Gruppenweise bestimmt durch die Zimmeranordnung
- Gruppenweise bei Aufteilung des restlichen therapeutischen Teams (Patienten von Arzt X werden durch die Bezugsperson Y versorgt)
- Gruppenweise abhängig von den zugeteilten Therapien (Jede Pflegeperson ist in der Regel für ein bestimmtes Therapieprogramm eingeteilt)
- Gruppenweise nach regionaler Herkunft

8.4.6.5 Kurze und direkte Kommunikations- und Informationswege

Eine Übergabe findet zwischen den Pflegenden statt, die primär für den Patienten zuständig sind (Primary Nurse und Associated Nurse). Dabei ist es unerheblich, ob es sich um eine Bettseitübergabe oder eine Übergabe anhand der Pflegedokumentation handelt.
Die Primary Nurse führt Gespräche direkt mit allen Beteiligten des therapeutischen Teams (Ärzte, Psychologen, Physiotherapeuten, Sozialarbeiter usw.). Durch die neugewonnene Autonomie der Pflegenden wird die krankenhausinterne Hierarchie durchbrochen und es findet eine Kommunikation mit dem Endempfänger statt.
Durch diese Art der direkten Kommunikation der an der Therapie von Patienten Beteiligten soll die Qualität der Therapie verbessert werden.

Somit ergeben sich folgende Aufgabenbereiche für die Primary Nurse:
- Gewährleistung der Informationssicherung zwischen Primary Nurse und Pflegeassistenten.

- Sicherstellung einer eindeutigen und aussagekräftigen Pflegeplanung und Pflegedokumentation im Sinne des Pflegeprozesses.
- Adäquate Informationsweiterleitung zur Entscheidungsweiterleitung in interdisziplinären Assessments.
- Aufbau einer konstruktiven zwischenmenschlichen Beziehung zum Patienten und seinen Angehörigen zur Erreichung größtmöglicher Kenntnis der Persönlichkeit des Kranken.
- Durch gezielte Anleitung und Aufgabendelegation sowie Informationsaustausch fördert die Primary Nurse die Fähigkeiten der Associated Nurse. Durch dieses lernorientierte System werden Schlüsselqualifikationen der Mitarbeiter kontinuierlich gefördert.

Der Aufbau einer tragfähigen therapeutischen zwischenmenschlichen Beziehung zwischen den Pflegenden und den einzelnen Patienten ist eine wesentliche Voraussetzung für sinnvolles und effektives pflegerisches Handeln. Das Pflegesystem des Primary Nursing bietet aufgrund seines arbeitsorganisatorischen Rahmens nahezu ideale Voraussetzungen dafür, dass Patienten ihren ganz persönlichen Fähigkeiten und Bedürfnissen entsprechend betreut, begleitet und gepflegt werden können. Das Pflegesystem ermöglicht es den Pflegenden durch den kontinuierlichen Kontakt zum Patienten, dessen persönliche Fähigkeiten differenziert zu erkennen und die bestehenden individuellen Bedürfnisse seinen Vorstellungen entsprechend zu befriedigen.

Entsprechend den Aufgabenstellungen und Anforderungen an die Primary Nurse ergibt sich ein **Anforderungsprofil, dem die Primary Nurse entsprechen muss, um ihren Aufgaben gerecht zu werden** (siehe Pkt. 4.1.2, S. 68 f.).

Ausführung der pflegetherapeutischen Interventionen
Die Primary Nurse ist für die Ausführung der Pflegeinterventionen bei „ihrer" Patientengruppe zuständig. Die Associated Nurse übernimmt die Pflegeinterventionen bei den Patientengruppen, die ihr aufgrund der Abwesenheit der Primary Nurse übertragen wurden.

Auf jeder Station fallen neben den Pflegeinterventionen, die direkt mit der Patientengruppe zu tun haben, noch etliche Tätigkeiten an, die nicht

zu dem Bereich „Therapie der Patienten" zählen, sondern zum Bereich „allgemeine Verwaltung und Organisation der Station" gehören. Hierzu gehören zum Beispiel: Botengänge, Medikamentenbestellung, Dienstplangestaltung usw.
Im Rahmen des Primary Nursings ist hier besonders die Frage zu stellen: „Wer macht was?"
Neben der Aufgabenverteilung, die sich durch die Zuteilung der Patienten ergibt, ist noch zu klären, nach welchen Zuordnungskriterien die „patientenfernen" Tätigkeiten verteilt werden.
Im Detail ist eine solche Abgrenzung natürlich für jede einzelne Station/Pflegeeinheit gesondert und in Abhängigkeit von besonderen Rahmenbedingungen im Team festzulegen.

8.4.7 DIE ROLLE DER STATIONSLEITUNG IM PRIMARY-NURSING-SYSTEM

Primary Nursing erhöht die Autonomie der Pflegenden in der Pflegediagnostik, Pflegetherapie und Evaluation der Pflege. Die Rolle der Stationsleitung wird sich verändern.
Neue Aufgabenschwerpunkte sind:

Personalentwicklung
Durch die Fallmethode werden die Patienten der Primary Nurse zugeteilt. Bei der Zuteilung der Patienten achtet die Stationsleitung auf die besonderen Fähigkeiten der Mitarbeiter sowie auf Schwächen und momentane Arbeitsauslastung.
Durch gezielte Beratung und Anleitung der Primary Nurse werden die Fähigkeiten kontinuierlich gesteigert. Hierzu kann sich die Stationsleitung unterschiedlicher Instrumente bedienen. Zum Beispiel:
- Reflexionsgespräche
- Beobachtende Begleitung der Pflegenden
- Stationsinterne Fortbildungen
- Teamkonferenzen
- Zielvereinbarungsgespräche, individuelle Förderung der Mitarbeiter
- Ermitteln des Fortbildungsbedarfs, Beratung der Mitarbeiter usw.

Qualitätssicherung

Die Aufgaben im Rahmen des Qualitätsmanagements werden in Zukunft an Bedeutung gewinnen. Die Stationsleitungen können einen sehr wertvollen Beitrag zur Qualitätssicherung leisten. Folgende Aufgabenbereiche sind wichtig:

- Stationsübergreifende Informationssicherung
- Informationsweitergabe an das Team
- Koordination von patientenunabhängigen Belangen mit anderen Berufsgruppen
- Identifizieren von Schwachstellen bei den Behandlungsprozessen und aktive Mitarbeit bei der Optimierung der Prozesse im therapeutischen Team
- Datenerhebung für Forschungsprojekte
- Risikomanagement
- Dienstplangestaltung/ Urlaubsplanung
- Dezentrale Fortbildungen und Qualitätssicherung
- Aufgaben im Bereich des Personalmanagements
- Koordination der Schüleranleitung
- Koordination u. Begleitung der Einarbeitung neuer Mitarbeiter
- Beratung und Unterstützung bei der Umsetzung des Primary-Nurse-Systems

8.4.8 Ziele und Auswirkungen des Primary Nursing

Die Kontinuität der Pflege ist ein entscheidendes Kriterium für die Qualität der Pflegeinterventionen. Durch das Primary Nursing und die Verantwortung einer Pflegeperson für die Pflegetherapie ist eine wesentlich höhere Kontinuität zu erreichen. Darüber hinaus werden durch die veränderte Qualität der therapeutischen Beziehung zum Patienten die notwendigen Informationen erhalten, die zur sinnvollen Pflegeplanung und Therapie wichtig sind.

Durch die intensivere Auseinandersetzung mit dem Patienten und seinen pathogenen Anteilen und Ressourcen verbunden mit der stärkeren Einbindung der pflegerischen Mitarbeit in die Planung und Durchführung der psychotherapeutischen, sozialpädagogischen und sozialpsychiatrischen Anteile des behandlungstherapeutischen Prozesses sind der Erfolg und die Effizienz der Behandlung wahrscheinlicher.

Positive Auswirkungen auf den Patienten

- Durch die therapeutische Beziehung zur Bezugsperson lässt sich eine vertrauensvolle Zusammenarbeit mit dem Patienten entwickeln, und diese Zusammenarbeit ist unabhängig von der persönlichen „Attraktivität" des Patienten.
- Der Patient geht in der „Masse" der Patienten nicht unter, gerade wenn auf der Station Patienten leben, die die Aufmerksamkeit des therapeutischen Teams binden.
- Durch den therapeutischen Beziehungsaufbau fungiert die Pflegende als „Beziehungstrainerin". Häufig haben Psychiatrie-Patienten sehr negative Erfahrungen mit Beziehungen erlebt (aufgrund ihrer Beziehungsstörungen).
- Gezielteres Milieutraining und lebenspraktisches Training sowie die Förderung von Ressourcen sind möglich.

Positive Auswirkungen für die Pflegenden (Primary Nurse, Associated Nurse)

- Die Primary Nurse hat einen eigenen Verantwortungs- und Entscheidungsfreiraum, Pflege erhält durch die veränderte Qualität und Fachlichkeit, die durch die PN transparent gemacht wird, im therapeutischen Team einen gleichgestellten Stellenwert.
- Der Informationsstand der PN und AN über den Patienten wächst, dies hat verschiedene positive Auswirkungen. Zum einen können Pflegeinterventionen oder Milieutherapie, sowie lebenspraktisches Training gezielter und effektiver eingesetzt werden, zum anderen wird hierdurch die Akzeptanz der anderen Berufsgruppen gestärkt.
- Die Pflegewirkung der PN kann direkt auf ihre geplanten und durchgeführten Interventionen zurückgeführt werden.
- Frisch examinierte Pflegepersonen oder Pflegepersonen, die sich noch unsicher fühlen, werden gezielt gefördert und können ihre Fachlichkeit und Pflegekompetenz entwickeln.
- Die Identifikation der Mitarbeiter mit Ihrer Arbeit wird gestärkt, die Motivation steigt. Lob und positives Feedback können gezielter an die Mitarbeiter weitergegeben werden.
- Hierarchische Strukturen werden abgeflacht.

Mögliche negative Auswirkungen auf die Pflegepersonen durch das Primary-Nurse-System:

- Die psychische Belastung der Mitarbeiter kann steigen: Durch die stärkere persönliche Nähe zu den Bezugspatienten nehmen die Mitarbeiter stärkeren Anteil an den Problembereichen, Rückschlägen oder Verschlechterung des Zustandes. Gerade bei Mitarbeitern, die Schwierigkeiten mit der therapeutischen Nähe und Distanz haben, kann das Primary-Nursing-System zu starken Belastungen führen. Entsprechende Psychohygiene, Reflexion und Begleitung der Mitarbeiter sind notwendig.
- Gerade in der Einführungsphase, in der Mitarbeiter die entsprechenden Kompetenzen zur Umsetzung des Primary-Nursing-Systems noch entwickeln, kann es zur „fachlichen und methodischen Überforderung" kommen. Hier ist es wichtig, den Aspekt der Fähigkeiten der Mitarbeiter bei der Planung und Umsetzung einzubeziehen und mit den Mitarbeitern schrittweise Zielvereinbarungen zu treffen. Die gezielte Personalentwicklung ist ein Aufgabenschwerpunkt der Stationsleitung und Pflegedienstleitung.
- Durch die „Pflegetherapeuten-Patienten-Beziehung" kann es unter den Primary Nurses zu Beziehungskonkurrenz kommen. Dieses Thema bzw. diese Gefahr muss im Team transparent gemacht und gezielt immer wieder reflektiert und bearbeitet werden. Eine Teamsupervision ist sicher eine sinnvolle Maßnahme, um dieser Gefahr entgegenzuwirken.
- Es kann zu einem „Berufsgruppenkonflikt" kommen. Allerdings nur dann, wenn bei der Planung und Umsetzung das therapeutische Team nicht oder nicht ausreichend einbezogen wird.

Die aufgeführten Problembereiche, bzw. Gefahren müssen bei der Planungs- und Einführungsphase entsprechend berücksichtigt werden, damit sie nicht zum Tragen kommen und die Pflege profitiert vom Nutzen des Primary-Nursing-System.

Die Einführung von Primary Nursing wird starke Veränderungen im Rahmen der Organisationsentwicklung mit sich bringen. Der Versorgungs- und Behandlungsprozess kann durch diese Organisationsform optimiert und die Kundenorientierung gesteigert werden.

9 INTRAPERSONALE PERSPEKTIVE - TEAMENTWICKLUNG

Im Unternehmensalltag gibt es immer wieder die Forderung nach Teamarbeit. Doch diese Forderung bleibt häufig nur auf dem Papier bestehen. Hierarchische Strukturen, umständliche Entscheidungswege und mangelnde Kooperation zwischen den Mitarbeitern, besonders berufsübergreifend, verhindern oft das effiziente Zusammenarbeiten im Team. In Einrichtungen des Gesundheitswesens ist häufig festzustellen, dass Mitarbeiter der verschiedenen Berufsgruppen gegeneinander und nicht im Team arbeiten, obwohl sie an gleichen Kernprozessen beteiligt sind.

Will man intrapersonal wirken, muss man vorrangig Beziehungen oder Konstellationen, nicht aber ausschließlich einzelne Individuen ändern.

9.1 Entwicklung des Individuums

Von der Primär- zur Sekundärgruppe
Menschen wachsen in einer Primärgruppe (Familie, Heim) auf und wechseln in Sekundärgruppen (Kindergarten, Schule, Verein, Berufsausbildung, Arbeitsplatz).

In der Primärgruppe wird der Mensch geprägt und seine Identität wird geformt. Die Gruppendynamik ist bestimmt von einer klaren Hackordnung bzw. Rollenverteilung: Eltern und Kinder. Zuerst sind die Eltern die „Leittiere" und können, wenn die Kinder erwachsen sind, zu Partnern werden. Beim Wechsel von der Primär- in die Sekundärgruppe muss sich erlernte Identität bewähren.

Der Eintritt in eine Sekundärgruppe bedeutet für den Menschen zunächst einmal Unsicherheit, Neuorientierung. Er versucht, in der Gruppe zunächst seine Rolle zu finden, dabei wird häufig auf bewährte Muster zurückgegriffen.
Folgende Punkte werden in der „neuen" Gruppe geklärt:
- Der eigene Stellenwert
- Der eigene Standort in der Gruppe
- Das in der Gruppe adäquate Verhalten und
- wer in der Gruppe möglicherweise eine Führungsaufgabe (Leittier-Funktion) übernehmen könnte.

Menschen fallen in alte Rollen zurück und durchlaufen die üblichen Hackordnungs-Rituale, die verbunden sind mit Angst vor Abweisung und Liebesverlust, dem Bedürfnis nach Selbstbestätigung, mit Eifersucht, Rivalität, Ablehnung, dem Wunsch nach Überlegenheit oder der Angst vor Unterwerfung.

9.2 ROLLENÜBERNAHME IM PFLEGETEAM

In vielen Unternehmen und Arbeitsgruppen werden von den Mitarbeitern bestimmte Rollen eingenommen. (NEUBERGER hat 1989 ein Raster zur Analyse von Gruppenrollen formuliert.) Die Effektivität und Effizienz von Teamarbeit wird durch eine Reihe von Faktoren beeinflusst: gruppendynamischer Prozess der Teambildung, Einstellungen einzelner Teammitglieder zur Aufgabenstellung, Voraussetzungen am Arbeitsplatz, Fähigkeiten der Führungsperson, das Team zu leiten, Ressourcen und Potentiale zu fördern und die Teamarbeit gezielt zu moderieren.

Erfolgreiche Teams entwickeln ein Wir-Gefühl im Hinblick auf gemeinsame Zielsetzungen. Ein Merkmal für leistungsfähige Teams ist, dass Rollen nicht starr verteilt sind, sondern wechseln, eine aufgelockerte Atmosphäre der gegenseitigen Akzeptanz besteht.

Voraussetzung für die Bewältigung der vielfältigen Herausforderungen unserer Zeit ist, dass sich die Beteiligten gegenseitig respektieren – schwierig für Individualisten im Kulturkreis westlichen Denkens. Jeder von uns hat Stärken, aber auch Schwächen. Zu den Schwächen eines Individualisten gehört es, dass er sich schwer tut im respektvollen Umgang mit anderen Individuen.

Teamfähigkeit ist die Kunst, die vorhandenen Stärken, die im Team versammelt sind, zu nutzen und die Schwächen zu akzeptieren. Diese Schwächen werden im Team von den Kollegen kompensiert, die in diesem Bereich Stärken haben.

Solange Teammitglieder Rollen innerhalb des Gefüges einnehmen und durch das Verhalten von Teammitgliedern in diesen Rollen gehalten werden, ist die volle Potentialentfaltung des Teams nicht möglich. Es gib zu viele Nebenschauplätze, die von den Zielsetzungen des Unternehmens ablenken.

Wer hat welche Rolle in Ihrem Team übernommen?

Abb. 41: Rollenübernahme im Team

Rolle in der Gruppe	Wer in der Gruppe hat diese Rolle übernommen oder delegiert bekommen?	Wer sorgt dafür, dass jemand in dieser Rolle bleibt?	Durch welches Verhalten der Teammitglieder wird jemand in der Rolle festgehalten?
Der Star			• Bewundern, • Beifall spenden • Hofieren • Zustimmen
Der Außenseiter, Randfigur			• Nichts zutrauen, • Hänseln • Verspotten
Das Arbeitstier, der Tüchtige			• Loben • Als Beispiel hervorheben • Mit Aufgaben überschütten
Der Helfer			• Um Hilfe bitten • An seinen/ihren Teamgeist appellieren
Der Experte			• Bestätigen • Um Rat bitten • Sich auf ihn berufen
Die Betriebsnudel, Aktivist			• Aufgaben übertragen • Eigene Faulheit kaschieren • Bewundern
Der Sexprotz, Playboy			• Aufziehen • Anspielungen • Bewundern
Der Sittenwächter/ Moralist			• Zitieren • Auf sie/ihn berufen
Der Schlichter, Spannungslöser			• Bei Auseinandersetzungen um Schlichtung bitten • Als Schiedsrichter aufrufen
Der Organisator			• Sich darauf verlassen • Als Autorität anrufen
Der Unruhestifter			• Ihn/sie verdächtigen • Misstrauen • Angreifen, reizen
Der Sündenbock/ Schuldige			• Beschuldigen • Verantwortung abschieben • Sich entlasten • Bestrafen
Der Versager			• Nichts zutrauen • Fehler suchen
Der Clown, Witzbold			• Beifall spenden • Lachen • Zu Witzen auffordern
Der Pedant, Bürokrat			• Eng kontrollieren • Kritisieren • Beschuldigen • Nach Fehlern suchen
Sonstige Rollen			•

9.3 Voraussetzungen für ein „gutes" Team

- Im Team müssen Menschen **unterschiedlicher Stärken, Talente, Neigungen** und Arbeitspräferenzen vertreten sein.
- Im Team muss ein Klima herrschen, das die unterschiedlichen Stärken der Beteiligten hervorbringt. Dies gelingt, wenn sich die Teammitglieder als gleichberechtigte Partner akzeptieren.
- Die Team-Mitglieder können zwischen der Sach- und Beziehungsebene unterscheiden. D.h., unterschiedliche Auffassungen und Standpunkte werden als sachlich normal und nicht als „persönlicher Angriff" gewertet.
- Konflikte werden im Team angesprochen und gelöst.
- Das Schweigen eines Mitarbeiters zu einem Thema wird nicht als Zustimmung gewertet, es wird eine Stellungnahme eingefordert.
- Es herrscht ein **starkes „Wir-Gefühl",** basierend auf dem Bewusstsein, gemeinsam das Unternehmensziel zu erreichen, und auf der Einsicht, dass Rivalitäten oder gar Abneigungen einzelner Personen gegen andere in jedem Team destruktiv wirken.

9.4 Themenzentrierte Interaktion

Mit Hilfe der themenzentrierten Interaktion (TZI) nach Ruth COHN können Führungspersonen gruppendynamische Prozesse und Kommunikation gezielt konstruktiv beeinflussen und das Wir-Gefühl der Gruppe stärken.

Die Aufgabe der Führungsperson im Pflegedienst ist es, durch gezielte Intervention ein dynamisches Gleichgewicht der von Ruth COHN formulierten Elemente **ICH** (das einzelne Individuum), **Wir** (das Pflegeteam) und **ES** (die Ziele/ Sache) herzustellen. Das von ihr dargestellte Dreieck mit den aufgeführten Elementen ist in einem umgebenden Kreis dargestellt, dem so genannten Globe (die Einrichtung, die Gesellschaft, das Gesundheitsstrukturgesetz).

Überwiegt ein Element auf Kosten eines anderen Elementes, hat die Führungsperson die Aufgabe, die zu kurz kommenden Elemente zu stärken.

9 INTRAPERSONALE PERSPEKTIVE

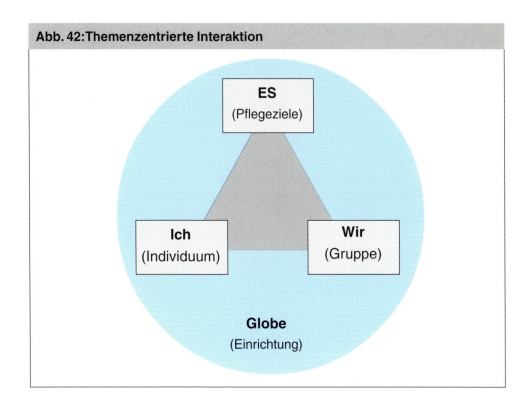

Abb. 42: Themenzentrierte Interaktion

Folgende Fragen können hilfreich sein, die Zusammenarbeit eines Teams zu reflektieren:

- Was haben die Mitglieder getan, um ein gutes Arbeitsklima zu schaffen?
- Hat das Thema eine zentrale Rolle, wird zielorientiert gearbeitet oder wird häufig auf Nebenschauplätze ausgewichen?
- Haben sich einzelne Teilnehmer in den Vordergrund der Besprechung gerückt, z.B. durch Abweichen vom Thema, aggressives Verhalten o. Ä.?
- Gibt es Teilnehmer, die der Aufgabenstellung ausweichen, sich zurückziehen, lachen oder witzeln?
- Haben sich Untergruppen gebildet, deren Mitglieder sich persönlich sehr gut verstehen?

- Wie ist die Kommunikationskultur in der Arbeitsphase? Kann jeder aussprechen? Wann und warum reden die Teilnehmer durcheinander? Wird zugehört wenn Teilnehmer sprechen?
- Versuchen einige Mitglieder ihren Standpunkt durchzudrücken?
- Wer ist Außenseiter in der Gruppe und benötigen diese Unterstützung?

Beispiel:
In einem Pflegeteam überwiegt der persönliche Inhalts- und Beziehungsaspekte. Es wird sehr viel über Privates gesprochen und es findet ein reger Austausch von vertraulichen Informationen aus dem privaten Bereich statt. Die Arbeitsaufgaben werden langsam vernachlässigt, neue Aufgabenstellungen werden blockiert, „wir haben keine Zeit", heißt es dann. Auf der anderen Seite werden Kaffeepausen zu „Tratsch" ausgedehnt usw. Der Gruppenleiter/Stationsleiter versucht, die Balance der Gruppe wieder herzustellen, indem er Sachbeiträge betont, die Aufgabenstellung und die Pflegeziele heraushebt, Mitarbeiter gezielt in die Entscheidungsfindung und Problemlösung von Themen einbezieht.

Zusammenfassend kann gesagt werden, dass das Modell der themenzentrierten Interaktion die Handlungskompetenzen der Führungspersonen in gruppendynamischen Prozessen entscheidend erweitern kann.

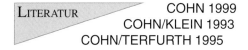

LITERATUR
COHN 1999
COHN/KLEIN 1993
COHN/TERFURTH 1995

10 METHODEN DER PERSONALENTWICKLUNG (ORGANISATIONSENTWICKLUNG)

Es ließen sich eine Vielzahl von Methoden aufzählen, die im Rahmen der Personalentwicklung eingesetzt werden können. An dieser Stelle sollen nur einige herausgegriffen und genauer beleuchtet werden, für deren Auswahl zwei Kriterien ausschlaggebend waren:

- Methoden, die bereits in den Einrichtungen des Gesundheitswesens im Rahmen der PE eingesetzt werden, häufig aber nicht zu den gewünschten Veränderungen führen, weil sie meist nicht konsequent umgesetzt werden.
- Methoden, die noch nicht eingesetzt werden, meines Erachtens jedoch sehr Erfolg versprechend sind, Veränderungsprozesse zu unterstützen.

10.1 Qualitätszirkel

Die Diskussion über Teamentwicklung ist in jüngster Zeit durch die Diskussion über Qualitätsmanagement verdrängt worden. Qualitätszirkel haben aufgrund ihrer geschichtlichen Entwicklung starke Intensionen im Bereich der Teamentwicklung.

Definition
- auf Dauer angelegte Gesprächsgruppen
- begrenzte Zahl von Mitarbeitern (4-5)
- aus einem Arbeitsbereich
- der unteren Hierarchieebene
- die sich in regelmäßigen Abständen treffen
- während oder bezahlt außerhalb der regulären Arbeitszeit
- auf freiwilliger Basis
- selbst gewählte Probleme des eigenen Arbeitsbereiches diskutieren
- unter Anleitung eines geschulten Moderators
- erarbeiten Lösungsvorschläge für Problemkonstellationen
- initiieren und kontrollieren die Umsetzung von Verbesserungsvorschlägen

- es werden nur arbeitsbezogene Problemstellungen bearbeitet
- Aufgabenspektrum ist die Identifizierung von Problemstellungen, Problemanalyse, Problemlösung

Das Qualitätszirkelprogramm oder auch Problemlösungsprogramm ist ein längerfristig orientiertes Organisations- und Personalentwicklungskonzept, das den Mitarbeiter nicht mehr nur als Empfänger und Ausführenden von Anweisungen betrachtet, sondern auch als Träger von Ideen und nicht genutzter Fähigkeiten und Erfahrungen.

Häufig werden für Qualitätszirkel Synonyme wie Lernstatt, Werkstattzirkel, Problemlösungsgruppe gebraucht.

Das Qualitätszirkelkonzept muss in einen organisatorischen Kontext eingebunden sein, sonst laufen überall Arbeitsgruppen ohne Auswirkungen und die Mitarbeitermotivation sinkt. Hierin ist eine der häufigsten Ursachen zu suchen, wenn die Qualitätszirkel nicht den gewünschten Erfolg zeigen.

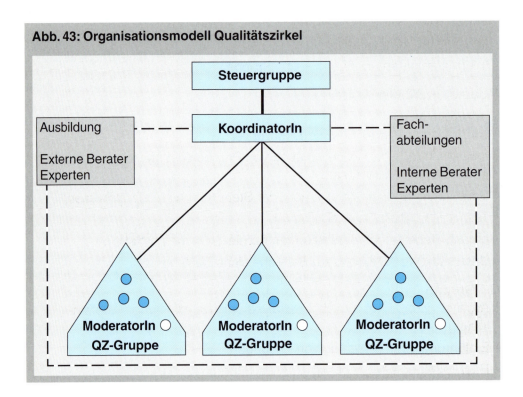

Abb. 43: Organisationsmodell Qualitätszirkel

Aufgabenbereiche der Steuergruppe:
- Planung, Leitung und Steuerung des Programms
- Unterstützung der Gruppenaktivitäten auf allen Ebenen
- Rahmenbedingungen definieren und schaffen (in der Arbeitszeit, Belohnungssysteme, Rückendeckung)
- Auswahl und Training der QZ-Beteiligen
- Auswahl von Pilotbereichen für die QZ-Beteiligten
- Bestimmung der Informationspolitik der QZ
- Berichterstattung/Auswertung der QZ-Gruppen

Koordinator
- Programm-Management
- Fachliche und organisatorische Betreuung der Problemlösungsgruppen
- Vorschlag von Pilotbereichen an das Steuerungsteam
- Realisierung der Entscheidungen des Steuerungsteams in der betrieblichen Praxis
- Vorschläge durchsetzen helfen
- Informationsmanagement zur QZ-Gruppe

Moderator/QZ-Zirkelleiter
- Gruppenleitung
- schlägt Methoden zur Problemlösung vor
- müssen in der Technik der Leitung von Problemlösungsgruppen geschult und erfahren sein
- Berichterstattung an Koordinator oder Steuergruppe (Protokollwesen)
- Teilnahme sichern/kontrollieren
- organisatorische Voraussetzungen für die QZ-Arbeit schaffen
- Unterstützung durch andere Bereiche sicherstellen

QZ-Gruppe
- Arbeitsplatzbezogene Problemanalyse und –bearbeitung, Problemlösung
- Einführung oder Vorschlag von Lösungen
- Rückkopplung der Ergebnisse an die Führungsebene

Abhängig von der Größe der Einrichtung sind noch einmal Steuerungsinstanzen zwischengeschaltet.

Es gibt inzwischen eine Vielzahl von Erfahrungsberichten, die eine eindeutige positive Veränderung durch QZ nachweisen.

Neben den positiven Effekten lassen sich jedoch auch Problembereiche aufzeigen. So besteht generell eine erhebliche Unsicherheit darüber, welche Ziele das Management „wirklich" mit solchen Zirkelprojekten verfolgt. Häufig wird beklagt, dass die Mitarbeiter von Seiten der Unternehmensführung nicht ausreichend über Sinn und Zweck dieser Maßnahmen informiert werden. Ebenso wird die mangelhafte Unterstützung durch das mittlere Management hervorgehoben.

Vorteile der QZ-Arbeit:
- Steigerung der Motivation durch intrinsische Faktoren (Vielfältigkeit des Aufgabenspektrums, Mitbestimmung, Sinnhaftigkeit der Arbeit)
- Persönlichkeitsentwicklung

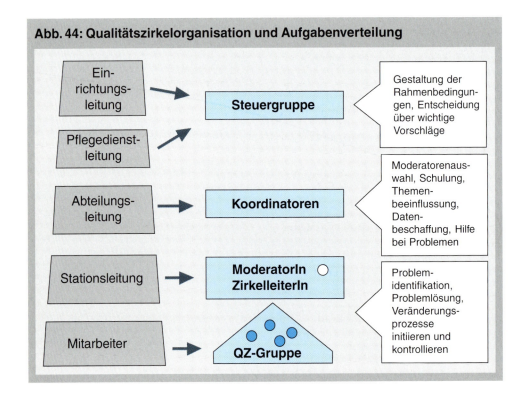

Abb. 44: Qualitätszirkelorganisation und Aufgabenverteilung

- Steigerung der Fachkompetenz
- Verbesserung des Arbeitsklimas

Vorteile für das Management:
- Weniger Krankheitsausfall
- Förderung des kooperativen Führungsstils
- Attraktivität der Einrichtung
- Behebung von Problembereichen, Risikominderung
- Arbeitszufriedenheit, steigert die Ergebnisqualität

Häufig auftretende Schwierigkeiten:
- Umsetzung der erarbeiteten Verbesserungen dauert zu lange
- Rückkopplungsprozess dauert zu lange
- mangelhafter Informationsfluss
- mangelnde Akzeptanz der Mitarbeiter gegenüber der Form der Gruppenarbeit
- zu hohe Erwartungen des Managements sowie der Mitarbeiter
- zu geringe Unterstützung der QZ-Arbeit durch das Top-Management
- mangelhafte Qualifikation der Mitarbeiter
- Spannungen innerhalb der QZ-Gruppe
- Probleme bei der Auswahl und Besetzung der Moderatoren und der Position des Koordinators
- hohe Fluktuation der Mitglieder
- Zeitprobleme

Zur Einschätzung ihrer Einrichtung beantworten Sie sich bitte folgende Fragen:
Gibt es in Ihrer Einrichtung Qualitätszirkel?
Welche Themen wurden bearbeitet?
Wie sind die Zirkel in der Organisation aufgehängt?
Welche Erfahrungen wurden gemacht?

10.2 Unterschiede zwischen Arbeitsgruppen, Themenzirkel und Qualitätszirkel

Abb. 45: Unterscheidung Arbeitsgruppen, Themenzirkel, Qualitätszirkel

Kriterien	Arbeitsgruppen	Themenzirkel	Qualitätszirkel
Auswahl des Themas	• wird in der Regel vorgegeben	• teils vorgegeben, teils von der Gruppe bestimmt	• Auswahl erfolgt durch die Teilnehmer
Welche Themen werden bearbeitet?	• Strategisch wichtige Themen • z.B. Arbeitsprozesse werden behindert oder Dienste können nicht sichergestellt werden	• Themen, die akut anstehen und vorrangig bearbeitet werden müssen • z.B. Patientenbeschwerden über kaltes Essen oder Wartezeiten • Standards werden nicht eingehalten	• Themen, welche die Gruppe als dringlich empfindet/ oder sind • Die Themen haben in der Regel keine Aktualität in Bezug auf die Geschäftsergebnisse
Aus welchen Personen setzt sich der Teilnehmerkreis zusammen?	• werden ausgewählt durch die Vorgesetzten • Die Entscheidung hängt ab von Punkten wie: • Kompetenz • betroffen von den Prozessen o.Ä.	• Die Teilnahme ist freiwillig und nach der Funktion der Personen ausgerichtet	• offen für Interessierte • berufsübergreifend
Wie lange dauern die Sitzungen und wie häufig finden diese statt?	• Vorgegebener Zeitraum in dem eine Problemlösung gefunden werden soll • Abhängig vom Tempo und der Arbeitsstrategie der Gruppe: ganze Tage oder mehrere Stunden	• Kontinuierliche Treffen mit begrenzter Zeitvorgabe (1-3 Stunden) • Die Problemlösung soll innerhalb eines bestimmten Zeitraumes erarbeitet werden z.B. 6 Monate	• Kontinuierliche Treffen ohne Zeitvorgabe • Es wird ein Thema nach dem anderen bearbeitet • Unterbrechungen sind möglich
Wie arbeitet der Moderator, Gruppenleiter?	• Hierarchisch ausgerichtete Leitung durch die Arbeitsbereiche	• Es finden stark strukturierte Problemlösungstechniken und Gruppenarbeitet statt	• Es findet eine methodische Moderation statt, die sich auf strukturieren und zusammenfassen beschränkt

Quelle: Angelehnt an: GRAF (1998), S. 327

10.3 Projektarbeit

Zunehmend werden Aufgabenstellungen in Form eines Projektes gelöst. Projekte sind die zeitlich befristete und einmalige Bearbeitung von Aufgabenstellungen. Bei Projektarbeit kommt es darauf an, dass die verschiedenen Berufsgruppen und Spezialisten effektiv zusammenarbeiten. Das Projektziel sollte eine ganzheitliche, in sich abgeschlossene Leistungseinheit sein. Der Weg zum Ziel ist nicht definiert.

Welche Aufgaben im Gesundheitswesen eignen sich für ein Projekt?
Für Projektarbeit eignen sich Aufgaben mit Veränderungs- und Innovationscharakter und mit hoher Komplexität z.B. die Einführung eines Leitbildes, Umsetzung von Primary Nursing, Einführung eines Personalentwicklungssystems oder Qualitätsmanagementsystems, Organisation eines Umzuges in der Einrichtung usw.

> GEEIGNETE AUFGABEN FÜR PROJEKTARBEIT

Können Sie in folgender Checkliste vier oder mehr Punkte mit „Ja" beantworten, ist die Aufgabenstellung für ein Projekt geeignet.

Überprüfen Sie ihre Aufgabenstellung nach folgenden Merkmalen:
- handelt es sich um eine einmalig, nicht wiederkehrende Aufgabenstellung?
- hat die Aufgabe eine hohe Komplexität?
- werden berufsübergreifende und hierarchieübergreifende Bereiche involviert?
- sollten verschiedene Experten, Spezialisten hinzugezogen werden?
- werden die Veränderungsprozesse sowie die Ergebnisse sensible Bereiche ansprechen?
- verfügen Sie über begrenzte personelle und finanzielle Ressourcen?
- müssen die Aufgabenlösungen in einem begrenzten Zeitraum bearbeitet werden?
- sind die Veränderungen mit neuen Lerninhalten, veränderten Verhaltensweisen und Personalentwicklungsmaßnahmen verbunden?

10.3.1 Die Projektorganisation

Die Organisationsstrukturen für die Projektorganisation können unterschiedlich gestaltet werden. Sie orientiert sich am Umfang, an der Komplexität und den betroffenen Hierachieebenen.

Für Projekte, die berufsübergreifend auf die Organisationsstruktur der Einrichtung Einfluss nehmen, ist die folgende Organisationsstruktur des Projektes zu empfehlen (siehe Abbildung 46 und nachfolgende Aufgabenbeschreibung. Beispiel: Einführung eines Qualitätssicherungssystems im Krankenhaus).

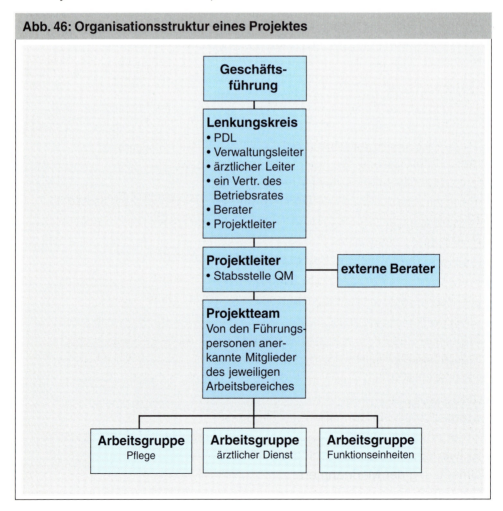

Abb. 46: Organisationsstruktur eines Projektes

Aufgaben der Geschäftsführung
- Einsetzen des Lenkungskreises und des Projektleiters
- Übertragen von Kompetenzen und Entscheidungsspielräumen
- Bereitstellen von Ressourcen (Personal, Gelder, Zeit)
- Festlegen der Qualitätspolitik, der Visionen und Zielsetzungen
- Überwachung des Projektfortschrittes
- Einführungs- und Abschlussstatement beim Kick-off-meeting (engl.: den Ball lostreten) Veranstaltung zum Projektstart

Der Lenkungskreis
- Statusbericht des Projektleiters kontinuierlich überprüfen
- durchgeführte Arbeitsschritte mit dem Projektplan abgleichen
- Dokumentation von aufgetretenen Problembereichen während des Projektes und gegebenenfalls Gegenmaßnahmen einleiten.

Der Projektleiter
- informiert die Unternehmensleitung über den Projektfortschritt
- stellt die Realisierung der Projektziele sicher
- Unterstützt das Projektteam bei der Durchführung der Arbeiten
- Stellt Unterstützung durch externe Berater sicher
- Organisiert berufsübergreifende Besprechungen
- Identifiziert Verbesserungspotential und informiert das Projektteam

Das Projektteam
- Erstellt den Projektplan
- Koordiniert die Projektarbeit systematisch
- Führt und betreut die Arbeitsgruppen
- Bearbeitet und bereitet die Elemente nach DIN EN ISO 9000 ff. vor
- Identifiziert Kernprozesse
- Führt die Elemente entsprechend der Verantwortungsmatix durch (V= ist verantwortlich für, D= führt das Element durch, M = wirkt bei der Durchführung mit, I = es besteht Informationspflicht)

Arbeitsgruppen
- Erarbeiten und Beschreiben der Prozesse
- Unterstützung bei der Analyse und Bewertung des IST-Zustandes
- Entwicklung von Lösungsmöglichkeiten
- Umsetzung der Maßnahmen
- Unterstützung bei der Evaluation

10.3.2 Die Schritte eines Projektablaufes

Gemeinsam ist allen Projekten, dass sie einen definierten Beginn und Abschluss haben sollten. Die Praxiserfahrung zeigt, dass viele spontane Vorhaben diffus beginnen und ebenso diffus enden. Häufig handelt es sich dabei um Spontanprojekte, die mal eben in einer Mitarbeiterbesprechung, Stationsleiterbesprechung oder Besprechung der PDL entstehen, und bei denen die Verantwortung nicht genau geklärt ist, der Beginn des Projektes nicht definiert ist. Selten führen diese Projekte zu guten Ergebnissen, sondern hinterlassen Frust und demotivierte Mitarbeiter. Aus diesem Grund ist es zwingend erforderlich, die Schritte des Projektablaufes klar zu definieren und die zeitliche Abfolge der Phasen in einem Projektplan zu dokumentieren.

Ebenso wichtig ist es, die Verantwortlichkeiten und Kompetenzen für einzelne Projektschritte klar festzulegen.

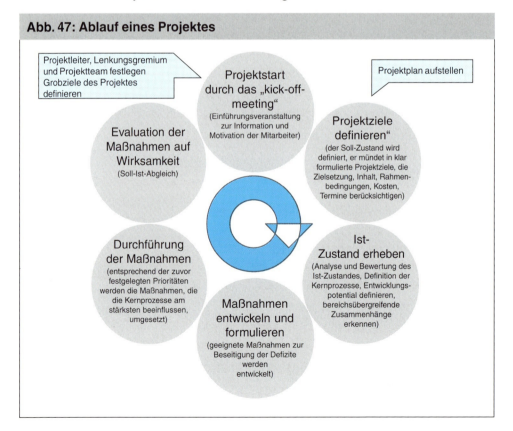

Abb. 47: Ablauf eines Projektes

10.3.3 Anforderungen an die Projektplanung

Die Projektplanung ist einer der wichtigsten Schritte um die Effizienz des gesamten Projektes sicherzustellen.

Folgende Anforderungen werden an eine Projektplanung gestellt.

- Abbildung aller Arbeitsschritte in übersichtlicher und verständlicher Form
- Vollständige und einfache Darstellung der Arbeitsabläufe (der Kernprozesse) mit allen Abhängigkeiten
- Zeitplanung mit detaillierten Angaben und Zeitpuffer für kritische Phasen
- Sicherstellung eines übersichtlichen Informationsflusses über den Projektstand
- Übersicht über den Kapazitätsbedarf an Personal und anderen Ressourcen sowie kontinuierlich sichergestellte Überprüfung bei Planabweichung mit eventuellen Korrekturmaßnahmen
- Bereitstellen von übersichtlichen Unterlagen zur Arbeitsvorbereitung und –durchführung, z.B. Checklisten zur IST-Analyse, Informationsmaterial usw.
- Klare Zeitvorgaben und Terminabsprachen für die Projektsitzungen
- Definierte Kompetenz- und Entscheidungsfreiräume

> DIE PLANUNG IST EINER DER WICHTIGSTEN SCHRITTE DES PROJEKTES

Folgende Fragen helfen dabei, die Projektplanung zu strukturieren:

- Welche Aufgaben sind mit der Erreichung des Soll-Zustandes (dem Projektziel) verbunden?
- Welche Teilaufgaben müssen erledigt werden?
- Welches Wissen wird benötigt um die anstehenden Aufgaben zu lösen, wie kann das Wissen erworben werden und wer benötigt das Wissen?
- Welche Zusammenhänge sind zu berücksichtigen?

> DIE PROJEKTPLANUNG STRUKTURIEREN!

10.3.4 Flussdiagramm im Moderationsprozess

Das Flussdiagramm eignet sich hervorragend komplexe Zusammenhänge darzustellen und in der Gruppe zu reflektieren. Es lässt sich deshalb in Seminaren sehr gut in den Moderationsprozess integrieren. Dabei werden die Vorteile beider Methoden verbunden.
Das Flussdiagramm wird üblicherweise von einer Person allein (am PC) erstellt und hat einen sehr abstrakten, strukturierenden und analysierenden Anteil. Durch die Zusammenführung der Methode mit der Moderationsmethode wird diese durch den gruppendynamischen Prozess und die spielerische Erarbeitung von komplexen Zusammenhängen ergänzt. Die Teilnehmer erhalten vor Beginn der Moderationsphase eine Einweisung in die Techniken des Flussdiagramms und werden mit den Symbolen vertraut gemacht. In der Regel ist es sinnvoll, im Rahmen der Moderationsarbeit mit Flussdiagrammen auf der Makroebene zu arbeiten.
Die Teilnehmer erhalten die Symbole zur Darstellung des Flussdiagramms (siehe Abbildung 48) in Form von großen Karten (ähnlich wie die verschiedenen Moderationskarten).
Die Aufgabenstellung zur Entwicklung eines Flussdiagramms kann unterschiedlich gestaltet sein. Zum Beispiel können Problemlösungsstrategien in Form eines Aktionsplanes erarbeitet werden oder es können Arbeitsabläufe/Prozesse dargestellt und mit den Teilnehmer unter dem Blickwinkel der Optimierung betrachtet werden. Abbildung 49, S. 170 zeigt ein Beispiel: Seminarteilnehmer haben den Einführungsprozess der Pflegeplanung in ihrer Einrichtung erarbeitet.

Vorteile der Methode:
- Komplexe Zusammenhänge werden sichtbar
- Teilnehmer entwickeln einen Aktionsplan mit Teilschritten, mögliche Widerstände können erkannt werden und entsprechend in die Planung einbezogen werden
- Der Lösungsweg, der entwickelt wird, stammt aus der Gruppe und findet mehr Akzeptanz als wenn fertige Lösungskonzepte übergestülpt werden.
- Es kommt zu einem non-direktiven Lern-Prozess, d.h., die Teilnehmer entwickeln aktiv ein Lösungskonzept. Das Ergebnis steht vorher nicht fest.

Methoden der Personalentwicklung

- Dadurch, dass Lösungsmöglichkeiten aus der Gruppe heraus entwickelt werden, sind diese weniger mit Angst besetzt.
- Im Rahmen der Erstellung eines Lösungsplanes wird jeder Teilnehmer immer wieder eigene Lösungskonzepte reflektieren und in die Gruppe einbringen.
- Die Teilnehmer entwickeln Lösungsstrategien und einigen sich auf einen Aktionsplan zur Umsetzung
- Im Zusammenhang mit der Erarbeitung eines Aktionsplanes werden komplexe Zusammenhänge transparent. Das Flussdiagramm hilft hierbei, Strukturen zu erkennen und zu sortieren.
- Die Teilnehmer erarbeiten die Inhalte in der Gruppe. Der "Sozialinteraktive" Prozess (NEULAND 1995), also das Lernen mit einem Gegenüber), wird direkt gefördert.

Abb. 48: Flussdiagramm-Symbole

Symbol	Beschreibung
▭	Symbol zur Darstellung einer **Aktivität des Prozesses.** Aus diesem Symbol kommt nur ein Pfeil.
◇	Dieses Symbol wird benutzt, um eine **Entscheidung** oder eine **Abzweigung** darzustellen. Die Beschreibung des Entschlusses wird häufig im Symbol in Form einer Frage dargestellt. Aus dem Symbol kommen mindestens zwei Pfeile.
⬭	Mit diesem Symbol markiert man den **Beginn** und das **Ende** des Prozesses.
▱	Das Symbol benutzt man, um bestehende und für den Prozess wichtige **Informationen** wiederzugeben. Im Symbol stehen die Umschreibungen des **Dokumentes**.
⬡	Das Symbol steht für Vorbereitung und **Vorbesprechungen**, um grobe Rahmenbedingungen festzulegen.
▯	Das Symbol „**vordefinierter Prozess**" wird benutzt, wenn innerhalb des Prozesses ein weiterer Prozess verkürzt in Form einer Überschrift dargestellt werden soll
②	Mit Hilfe der **Verbindungsstellen** werden Unterbrechungen und weiterer Fortlauf des Diagramms dargestellt. Hierzu werden in den Kreis entsprechende Zahlen eingesetzt.
⊕	Das Symbol steht für die **Zusammenführung** von verschiedenen Punkten

Abb. 49: Beispiel eines Flussdiagramm (Seminarteilnehmer haben den Einführungsprozess der Pflegeplanung in ihrer Einrichtung erarbeitet, Ausschnitt)

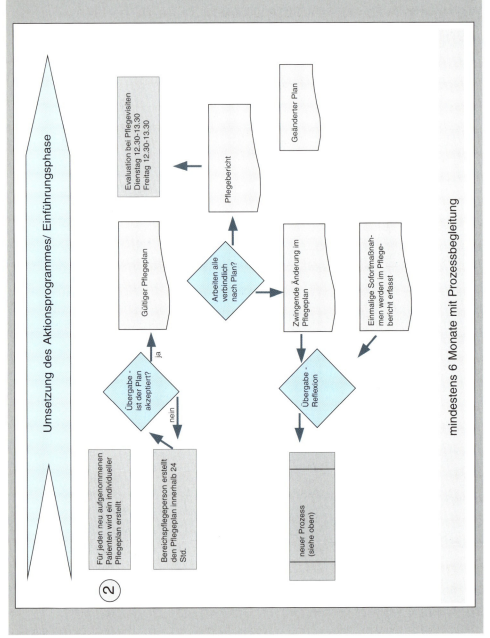

10.3.5 Möglichkeiten, den Projektplan darzustellen

Projektplan in Form eines Balkendiagrammes
Die einfachste Form der Projektdarstellung ist die eines Balkendiagramms. Diese Methode wird wegen des schnellen Überblickes am häufigsten umgesetzt.
Ein großer Nachteil dieser Pläne besteht darin, dass die zeitlichen Abhängigkeiten und die Reihenfolge der einzelnen Aktivitäten nicht eindeutig erkennbar sind.
Besonders die Einflüsse, die durch eine Änderung einer Aktivität ausgehen, werden nicht sofort sichtbar. Mit Hilfe eines Netzplanes lassen sich diese Nachteile überwinden.

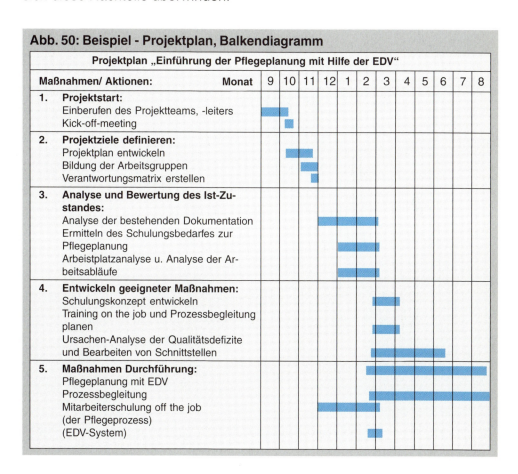

Abb. 50: Beispiel - Projektplan, Balkendiagramm

Projektplanung mit Hilfe eines Netzplanes

Mit Hilfe eines Netzplanes lassen sich Zeitplanung und Kontrollen von Zeitabhängigkeiten darstellen. Ein Netzplan sollte immer dann eingesetzt werden, wenn größere Projekte mit Terminabhängigkeiten geplant werden müssen, z. B., wenn eine Uniklinik einen Tag der offenen Tür verbunden mit Informationsveranstaltungen und einem Hygienekongress plant.

> BEI GRÖSSEREN PROJEKTEN MIT TERMINABHÄNGIGKEITEN EIGNET SICH DER NETZPLAN

Bei einem so genannten Knoten-Netzplan wird jeder Vorgang des Projektes mit einem rechteckigen Knoten dargestellt (s. Abbildung 51).

Die einzelnen Knoten werden entsprechend ihrer Abhängigkeiten miteinander durch Pfeile verbunden. Bei der Erstellung eines Knoten-Netzplanes hat sich folgende Vorgehensweise bewährt.

a) Auflisten aller Vorgänge, die zu diesem Projekt gehören

b) Festlegen, welche Aktivität den Beginn und welche das Ende des Projektes kennzeichnet

c) Festlegen der Zeit für die einzelnen Vorgänge

Beispiel (s. Abbildung 52):

- Kick-off-meeting   2 Stunden
- Konferenz Verantwortungsmatrix   4 Stunden
- Projektsitzung, Aufgabenstellung und
  Definition der Arbeitsgruppen   14 Stunden
- Arbeitsgruppe 1-5 je   20-30 Stunden
- ...

d) Gruppieren der Vorgänge

e) Netzplan erstellen und FAZ und FEZ eintragen

f) SAZ und SEZ durch Rückwärtsberechnung der Knoten

LITERATUR
ALTROGGE (1996)
MADAUSS (1991)

Abb. 51: Netzplan-Knoten

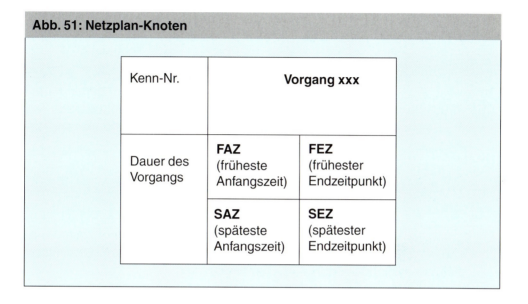

Abb. 52: Netzplan-Beispiel

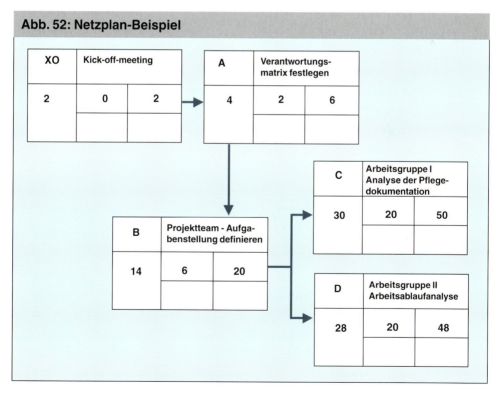

11 PERSONALENTWICKLUNG ALS KONTINUIERLICHER VERBESSERUNGSPROZESS

Ähnlich wie der Pflegeprozess kann die Personalentwicklung unter dem Blickwinkel eines Problemlösungsprozesses betrachtet werden.

Alle Definitionen von Prozess sprechen von Wechselbeziehungen bzw. Aktivitäten, in denen durch Umformung, Umgestaltung von Eingangsgrößen (Input) und Veränderung der Arbeitsabläufe (throughput) ein gewünschtes Ergebnis (output) erreicht wird. Ein Prozess, der nicht laufend verbessert wird, verschlechtert sich von selbst. Stillstand bedeutet also Rückschritt.

Für Einrichtungen im Gesundheitswesen bedeutet es, einen kontinuierlichen Personalentwicklungsprozess zu installieren, der so aufgebaut sein kann wie in Abbildung 53 zusammengefasst.

Abb. 53: Der Personalentwicklungsprozess - Ablauf

Personale Perspektive	Intrapersonale Perspektive	Apersonale Perspektive
Laufende Selbstbewertung und Beobachtung		
• Mitarbeiterbeurteilungssystem • Feedbackgespräche • Eigene Reflexion	• Teambesprechungen • Beobachtung der Arbeitseinheiten • Erkennen von Zusammenhängen und Abhängigkeiten	• Beobachtung von Prozessen in der Einrichtung • Arbeitsabläufe • Entscheidungswege • Informationsfluss • Wartezeiten • Kundenzufriedenheit
Situationsanalyse und Problemdefinition		
• Vergleich von Anforderungsprofil und Eignungspotential	• Analyse von Teamstrukturen • Einschätzen von Konflikten (Transaktionsanalyse, Metakommunikation) • Rollenanalyse des Teams • Erkennen von gruppendynamischen Prozessen	• Patienten-/Mitarbeiterbefragungen analysieren • Organigramme • Flussdiagramme analysieren • Informationsfluss analysieren

FORTSETZUNG NÄCHSTE SEITE

Kontinuierliche Personalentwicklung

Fortsetzung Abb. 53

Finden, Festlegen, Vereinbaren von Zielen

- Lernziele im Bereich von kognitiven, affektiven, psychomotorischen Fähigkeiten vereinbaren
- Gestaltungsziele im Bereich Beziehung, Arbeitsklima, Ziele, Visionen, gegenseitige Akzeptanz und Wertschätzung usw.
- Gestaltungsziele im Bereich Arbeitsabläufe, Arbeitsprozesse, Arbeitsbedingungen

Maßnahmen- und Organisationsplanung

- Training on the job
  - Mentoring, Coatching
  - Fallbesprechungen
  - Job-Rotation
  - Job-Enrichment, Job-Enlargement
- Training near the job
  - Qualitätszirkel
  - Arbeitsgruppen
  - Standardgruppen
- Training into the job
  - Einarbeitungskonzepte
- Training off the job

- Supervision
- Teamsitzungen zur Klärung von Konflikten
- Balintgruppen
- Qualitätszirkel
- Projektarbeiten
- Netzwerkbildung
- Arbeitsgruppen
- Themenzirkel

- Projekt zum Beispiel zu den Themen:
  - Qualitätsmanagement
  - Optimierung von Prozessen
  - Pflegedokumentation/ Pflegeplanung
  - Fehlervermeidungsprogramme FEMA
- Qualitätszirkel
- Arbeitsgruppen, Themenzirkel
- Kompetenz-, Verantwortungsmatrix

Durchführung der Personalentwicklungsmaßnahmen

- Entsprechend den Maßnahmen, Auswahl der Trainer, Prozess- und Projektleiter entsprechend den Curricula, gewünschten Methoden und Anforderungsprofilen
- Logistik der Räumlichkeit, Medien, Arbeitsunterlagen und Termine

Transfersicherung der Lerninhalte

- Abklären von Widerständen und Blockaden
- Zielvereinbarungen
- Prozessbegleitung
- Förderung/ Weiterbildung

- Einigung auf Prozessstandards
- Verfahrensanweisungen
- Absprachen
- Verträge

- Anreize
  - Job-Enrichment,
  - Job-Enlargement
  - Erleben von Erfolgen
  - Ganzheitliche Arbeitsprozesse

Evaluation und Controlling der einzelnen Prozessschritte

- Kosten/Nutzen Vergleich
- Benchmarking
- Evaluation der Prozessschritte durch z.B. erneute Mitarbeiter- und Patientenbefragung
- Erneute Datenerhebung z.B. Wartezeiten, Liegezeiten, Statistik über Komplikationen, Materialverbrauch etc.
- Fluktuation, Fehlzeitentwicklung

LITERATURVERZEICHNIS

ABDERHALDEN, Christoph (1999): Ein Pflegestandard zum Thema Pflegeprozess und Bezugspflege, Internet Server für Pflege (http://w3/pflegenet.com/isfp/praxis/), 18.04.1999

ALTROGGE, Günter (1996): Netzplantechnik, 3. Auflage, München/Wien: R. Oldenburg Verlag

ANDRASCHKO, Heinz-Gerd (1996): Das System der Bezugspflege, PflegeZeitschrift, Heft 12 1996

BAASKE, Jörg: Erlösorientierte leistungsbezogene Personalbedarfsermittlung - Am Beispiel von operativen Bereichen. In: f&w, führen und wirtschaften im Krankenhaus, Nr. 1/99, Jan./Feb. 1999, S. 83

BAIER, Peter (1994): Führen mit Controlling. Planen - Entscheiden - Kontrollieren: Unternehmen auf objektiver Basis führen. Regensburg: Walhalla u. Praetoria

BAUER, M.; Kratz, Th.: Personalentwicklung in der Praxis, Frankfurt/M.: IHK

BERNE, Eric (1989): Transaktionsanalyse der Intuition. Ein Beitrag zur Ich-Psychologie. Vorw. v. Waiblinger, Angela. Hrsg. v. Waiblinger, Angela / Hagehülsmann, Heinrich. Übers. v. Young, Anthony.. Paderborn:Junfermann

BITZER, Bernd: Seminarcoaching - Eine Strategie für erfolgreiche Führungsseminare. In: f&w, führen und wirtschaften im Krankenhaus, Nr. 2/99, März/April 1999, S. 159-160

BLESER, H. (1996): Personalentwicklung im Krankenhaus. In: Pflegezeitschrift 9/96 Beilage 1-7, Stuttgart: Kohlhammer

BOUCSEIN, Markus: Perspektiven durch Personalplanung und –organisation. In: Pflegen Ambulant Nr. 6/98, Dez. 1998. S. 10-11

COHN, Ruth C (1999): Von der Psychoanalyse zur themenzentrierten Interaktion. Von der Behandlung einzelner zu einer Pädagogik für alle. 13. erw. Aufl. 248 S. Klett-Cotta

COHN, Ruth C /Klein, Irene (1993): Großgruppen gestalten mit Themenzentrierter Interaktion. Ein Weg zur lebendigen Balance zwischen Einzelnen, Aufgaben und Gruppe (Aspekte Themenzentrierter Interaktion) Mainz

COHN, Ruth C; Terfurth, C. (Hrsg.) (1995): Lebendiges Lernen und Lehren. TZI macht Schule. Beitr. v. Cohn, Ruth C /Freudenreich, Dorothee / Frisch, Ingrid u.a., 2. Aufl. Klett-Cotta'

COMELLI, Gerhard (1984): Training als Beitrag zur Organisationsentwicklung, (Handbuch .der Weiterbildung, Bd. 4), München: Hanser

DEVANNA et al. (1984): „A Framework for Strategic Human Resource Management", in: „Strategic Human Resource Management", New York

DOMSCH,M. (1983): Partizipative Bildungsplanung im Betrieb. In: Weber, W. (Hrsg.): Betriebliche Aus- und Weiterbildung. Ergebnisse der betriebswirtschaftlichen Bildungsforschung. Paderborn.

DOPP, Frank-Peter; LUNKENHEIMER, Ralf: Qualitätszirkel verbessern die Kooperations- und Kommunikationsfähigkeit der Mitarbeiter - Erfahrungen im Mutterhaus der Borromäerinnen. In: f&w, führen und wirtschaften im Krankenhaus, Nr. 1/99, Jan./Feb. 1999, S. 48-51

ERNST, Christian: Jede Meinung ist wichtig - Mitarbeiterbefragungen sind ein Instrument zur Motivation und Leistungssteigerung. In: Pflegen Ambulant Nr. 5/98, Okt. 1998. S. 22-24

FLÖTHER, E. (1998): Spitzenleistungen im Team. In: Handbuch für den Vorgesetzen, hrsg. von Norman Rentrop, Bonn: Rentrop

GRAF, V. et al. (Hrsg.) (1998): Ein Krankenhaus im Refomprozess: Total Quality Management in der Praxis, Melsungen: Bibliomed

GREMMEL-THOMAS, Elvira; Petrachi, Franco: Mitarbeiterbeurteilung / Teil 1: Der Vergleich mit anderen Mitarbeitern ist für alle von Nutzen. In: PflegeZeitschrift 3/1998, S. 205-208; Teil 2: Fehlerquellen müssen erkannt und umgangen werden. In: PflegeZeitschrift 4/1998, S. 297-299

GROCHOWIAK, Klaus (1996): Das NLP Practitioner Handbuch, Paderborn: Jungfermann

GROSSER, Claudia: Soziales Marketing: Qualitätsmanagement mit Methode – 1. Teil. In: Pflegen Ambulant Nr. 1/97, Febr. 1997, S. 29-31. 2. Teil: Nr. 2/97, April 1997, S. 35-39. 3. Teil: Nr. 3/97, Juni 1997, S. 44-48

HILB, Martin (1999): Integriertes Personal-Management: Ziele-Strategien-Instrumente, 6. Aufl., Neuwied: Luchterhand

HOLNBURGER, Martin (1998): Pflegestandards in der Psychiarie, Wiesbaden: Ullstein Medical

HÖLTERHOFF, Herbert, Becker, Manfred Ludwig (1986): Aufgaben und Organisation der betrieblichen Weiterbildung (Handbuch der Weiterbildung, Bd. 3), München: Hanser

INGWERSEN, R. (1999): Vom „Mädchen für alles" zur Führungskraft im mittleren Management: für eine andere Mitarbeiterführung im Pflegedienst der Krankenhäuser, Hamburg: Kova´c

KELLNHAUSER, Edith (1998): Primary Nursing und die Interaktionstheorie von Hildegard Peplau. In: Die Schwester/Der Pfleger 8/1998

KELLNHAUSER, Edith: Zur Bedeutung von Pflegetheorien für die praktische Durchführung der Pflege. In: Pflegen Ambulant Nr. 2/98, Apr. 1998. S. 27

KIM, Jong-Duk (1996): Gruppenpflege – Wege zur patientenorientierten Pflege. In: Die Schwester/Der Pfleger 4/1996

KIRCHNER, Helga (1998) Gespräche im Pflegeteam, Mit Beispielen aus der Führungspraxis. 2. neubearb. Aufl., Stuttgart: Thieme

KIRCHNER, Helga: Strategische Personalentwicklung im Gesundheitswesen / Teil 1: Kundenfreundlichkeit wird die Stellung des Krankenhauses bestimmen. In: PflegeZeitschrift 4/1997, S. 192-196; Teil 2: Die Einführung erfordert Grundsatzentscheidungen der Dienstleistungsunternehmen. In: PflegeZeitschrift 5/1997, S. 252-256

KISTNER, Walter (1997): Der Pflegeprozess in der Psychiatrie, 3. Auflage, Stuttgart: Gustav Fischer

KLÖTZL, Gustav ;SATZINGER, Walter; HAMMEL, Gertrud: Professionelle Einführung von Qualitätszirkeln - Möglichkeiten, Grundregeln, Methoden, Materialien. In: f&w, führen und wirtschaften im Krankenhaus, Nr. 2/99, März/April 1999, S. 150-153

KOBER, K.: Gesundheitsmanagement für Mitarbeiter lohnt - Kosten und Nutzen. In: f&w, führen und wirtschaften im Krankenhaus, Nr. 3/99, Mai/Juni 1999, S. 249-253

KOHN, M.L. (1981): Persönlichkeit, Beruf und soziale Schichtung, Stuttgart

LEUZINGER, A.; Lutherbacher, Th.(1994): Mitarbeiterführung im Krankenhaus, Bern u.a.: Huber

MAANEN, Hanneke van: Das Ziel heißt: „Gesundheit für alle" - Primary Health Care: Ein Zukunftsmodell auch für die ambulante Pflege - 1. Teil. In: Pflegen Ambulant Nr. 1/97, Feb. 1997, S. 42-44. 2. Teil: Nr. 2/97, April 1997, S. 47-49.

MADAUSS, B.J. (1991): Handbuch Projektmanagement, Stuttgart

MANTHEY, Marie (1992): The Practice of Primary Nursing, King's Fund Centre, London

MEIER, R. (1998): Führen mit Zielen: fördern, fordern, motivieren, Regensburg: Walhallah u. Praetoria

METZEL, Claudia: Unternehmenskultur als Erfolgsfaktor: Das Wir-Gefühl wird gestärkt. In: PflegeZeitschrift 12/1998, S. 945-948

MÜLLER-BELLINGRODT, Thomas: In Search of Excellence in Foreign Hospitals - Der Fallmanager überwindet Barrieren - Fallmanagement á la Helvetien - Vor- oder Wunschbild. In: f&w, führen und wirtschaften im Krankenhaus, Nr. 3/99, Mai/Juni 1999, S. 203-204

NEGES, Gertrud /Neges, Richard (1999): Kompaktwissen Management. Alles, was Führungskräfte wissen müssen. Mit vielen Fallbeispielen und Checklisten. 2. überarb. u. erw. Aufl. 1999, Wien: Ueberreuter

NEGES, R. (1995): „Personalentwicklungs- und Weiterbildungserfolg", Wien: Ueberreuter

NEUBERGER, O. (1989): Organisationspsychologie am Beispiel der Organisationsentwicklung. Augsburger Beiträge zu Organisationsentwicklung und Personalwesen, Heft 8, S. 13-37

NEUBERGER, O. (1994): Personalentwicklung, Stuttgart: Enke

NEUBERGER, O. (1995): Führen und geführt werden, 5. Auflage, Stuttgart: Enke

NEULAND, M. (1995): Neuland-Moderation, Eichenzell: Neuland Verlag für lebendiges Lernen

O´CONNOR, Joseph; Seymor, John (1998): Neurolinguistisches Programmieren: Gelungene Kommunikation und persönliche Entfaltung, 8. Aufl., Kirchzarten: Verlag für Angewandte Kinesiologie GmbH

OLESCH, Gunther (1992): Praxis der Personalentwicklung. Weiterbildung im Betrieb. 2. erw. Aufl. 1992. Heidelberg: Sauer

OTTO, Gisela: Führen auf ganz andere Weise: Wer gut leitet, kann nicht auch noch pflegen. In: PflegeZeitschrift 1/1998, S. 54-55

RAASCH, Cathrin; COY, Peter: Mitarbeiterbefragungen steigern die Arbeitsqualität. In: f&w, führen und wirtschaften im Krankenhaus, Nr. 4/97, Juli/August 1997, S. 342-344

RAIDL, Monika; MEYER, Stephanie; STAFFLINGER, Clemens: Mitarbeiterbefragung mit wissenschaftlicher Begleitung - Erfahrungen in den Kliniken St. Elisabeth in Neuburg/Donau mit einer Studie zur Mitarbeiterzufriedenheit. In: f&w, führen und wirtschaften im Krankenhaus, Nr. 4/99, Juli/August 1999, S. 369-370

REICH, Manfred: Leiten - Lenken - Motivieren: Führungskräfte brauchen sehr viel Energie zur Überwindung innerer Widerstände ihrer MitarbeiterInnen. In: PflegeZeitschrift 5/1997, S. 258-262

REICHERT, Hanna: Wer eine Lösung sucht, muß sich lösen - Konflikte und Lösungsstrategien im ambulanten Team. In: Pflegen Ambulant Nr. 2/97, April 1997, S. 29-34

RISTOK, Bruno: Auf den richtigen Personalmix kommt es an - Pflegedienste zwischen Wirtschaftlichkeit und Pflegequalität. In: Pflegen Ambulant Nr. 1/98, Feb. 1998. S. 21-24

RITTER, Jens: Qualitätsmerkmale und Standards für Personalentwicklungsmaßnahmen: Im Mittelpunkt stehen Interdisziplinarität und Multiprofessionalität. In: PflegeZeitschrift 4/1998, S. 300-303

ROGERS, Carl R (1996): Therapeut und Klient. Grundlagen der Gesprächspsychotherapie. 11. Aufl. Frankfurt/M.: Fischer

R O ß B AUER, W.; Müller, I. ; Graf, K.; Hol, H.; Langguth, D.; Grimm, H.; Tietzsch, W. (1993): Die Stellenbeschreibung als Instrument der Personalführung, Sonderbeilage im Dezemberheft 1993 der Deutschen Krankenpflegezeitschrift, Kohlhammer

SATTELBERGER, T. (Hrsg.) (1998): Innovative Personalentwicklung. Grundlagen, Konzepte, Erfahrungen, Nachdr. 3. Auflage, Wiesbaden: Gabler

SCHÄFER, Dirk: Die Bedeutung des Betriebsklimas: Eine „verschworene Gemeinschaft" leistet gute Pflege. In: PflegeZeitschrift 1/1997, S. 853-856

SCHAPER, Angelika von: Es motiviert nach innen und profiliert nach außen - Über den Sinn und Nutzen eines Leitbildes. In: Pflegen Ambulant Nr. 5/97, Okt. 1997, S. 9-11

SCHULZ VON THUN, Friedemann (1998): Miteinander reden 3. Das „Innere Team" und situationsgerechte Kommunikation. 10/1998. Reinbek: Rowohlt

SCHULZ VON THUN, Friedemann (1999): Miteinander reden 1 + 2. Störungen und Klärungen. Stile, Werte und Persönlichkeitsentwicklung. Psychologie der Kommunikation. 12/1999. Reinbek: Rowohlt

SIEBERT, H (1985): Identitätslernen in der Diskussion. Hrsg.: Pädagogische Arbeitsstelle des Deutschen Volkshochschul-Verbandes. Berichte, Materialien, Planungshilfen. Frankfurt/Main, S. 41

STAEHLE, Wolfgang H.(1994): Management, Eine verhaltenswissenschaftliche Perspektive. (8. Aufl. 1999) München: Vahlen

STÄHLING, Eva: Die Zielerreichungstheorie von Imogene King. In: Pflegen Ambulant Nr. 5/98, Okt. 1998. S. 33-35

STIEFEL, R. Th.; Braunsburger, C. (1983): Konzipierung eines Evaluierungssystems in der betrieblichen Weiterbildung. In: Stiefel, R.Th. & Kailer, N. (Hrsg.): Entwicklungstendenzen als Herausforderung in der Praxis. München Edition Academic

STOFFER, Franz Josef: Qualitätssicherung in Zeiten des Abbaus / Teil 2: Vertrauen der Mitarbeiter schafft Vertrauen bei den Kunden. In: PflegeZeitschrift 7/1998, S. 518-521

STRECKEL, Siegmar: Arbeitszeitkonten: Eine Perspektive auch für das Krankenhaus? - Auf dem Weg zur ergebnisorientierten Arbeit. In: f&w, führen und wirtschaften im Krankenhaus, Nr. 2/99, März/April 1999, S. 140-144

STREUBELT, Monika: Primary Nursing, Qualitätssicherung im Gesundheitswesen, TÜV Verlag Rheinland

STREUBELT, Monika: Unterrichtskonzept zum Primary Nurs care

UHDE, Claudia: Mitarbeitermotivation - ein wichtiges Führungsmittel: Die PDL kann die Einstellung der Pflegenden beeinflussen. In: PflegeZeitschrift 7/1997, S. 399-403

WEIDEN, Guido von der; MOLL, Kuno; FRIEDERICH, Reinhold: TQM weist neue Wege - Erfahrungen der Klinik GmbH Landkreis Heilbronn, Bad Friedrichshall. In: f&w, führen und wirtschaften im Krankenhaus, Nr. 2/97, März/April 1997, S. 90-94

WEINBERG J. (1985): Lernen Erwachsener. In: Raapke, H.-D; Schulenber, W. (Hrsg.): Didaktik der Erwachsenenbildung. Handbuch der Erwachsenenbildung. Bd. 7. Stuttgart, S.37 ff.

WILKENING, O. S. (1986): Bildungs-Controlling – Instrumente zur Effizienzsteigerung der Personalentwicklung. In: Riekhof, H.-C. (Hrsg.): Strategien der Personalentwicklung, Wiesbaden: Gabler

WOLTERS, Hans-Georg: Führungsteam oder Einzelkämpfer - Das Miteinander des Direktoriums prägt Arbeitsatmosphäre. In: f&w, führen und wirtschaften im Krankenhaus, Nr. 4/97, Juli/August 1997, S. 420-426

ZAWADA, Ursula /Kellnhauser, Edith (1999): Pflegeplanung und Dokumentation in ambulanten und stationären Einrichtungen. Dokumentation - Pflegeplanung - Pflegestandards. 5. Aufl. Düsseldorf: Selbstverlag

ZEGELIN-ABT, Angelika (1997): Besuch im Beth-Israel-Deaconess-Medical Center in Boston. In: Die Schwester/Der Pfleger 9/1997

Verzeichnis der Abbildungen

Abb. 1:	Human-Resource-Zyklus	13
Abb. 2:	Wirkungsfelder der Personalentwicklung	16
Abb. 3:	Entwicklung der Personalentwicklung	18
Abb. 4:	Autonomiegrad bei Personalentscheidungen	19
Abb. 5:	EFQM-Modell im Überblick	23
Abb. 6:	Soll und Ist des Lerneffektes	34
Abb. 7:	Einschätzung des Transfereffektes	38
Abb. 8:	Weiterbildung und Fördermaßnahmen	40
Abb. 9:	Kriterienbogen zur Dozenteneinschätzung	43
Abb. 10:	Checkliste und Dokumentation der Einarbeitungsphase	50
Abb. 11:	Methoden für „Training on the job"	53
Abb. 12:	Einführung von Fallbesprechungen - Arbeitsgruppen-Ergebnis	55
Abb. 13:	Job-Rotation - Weiterqualifizierungsprogramm für Stationsleitungen	61
Abb. 14:	Anforderungsprofil mit Ausprägungsgrad (Ausschnitt)	66
Abb. 15:	Potentialbeurteilung des Mitarbeiters	70
Abb. 16:	Schematische Übersicht der Beurteilung	80
Abb. 17:	Beurteilung und Personalentwicklung als Prozess	81
Abb. 18:	Beobachtende Begleitung	83
Abb. 19:	Beispiel: Ebenen einer Nachricht im Gespräch Pflegeperson – Patientin	93
Abb. 20a:	Beispiel für eine Kreuz-Transaktion nach BERNE	95
Abb. 20b:	Beispiel für eine parallele Transaktion nach BERNE	95
Abb. 21:	Regelkreis der Personalentwicklung	98
Abb. 22:	Anforderungsprofil von Führungspersonen im Pflegebereich (Stationsleitung/ PDL/ IBF/ QM/ Pflegeforschung/ Lehrer für Pflegeberufe)	99
Abb. 23:	Freie Beschreibung zu einzelnen Leistungs-Merkmalen	102
Abb. 24:	Beurteilungsskala mit Einstufungsmöglichkeit in Prädikat-Form	103
Abb. 25:	Verbalisierte Verhaltensskala mit Stufenbeschreibung	104
Abb. 26:	Quantitative Verhaltensskala	104

LITERATUR- UND SCHLAGWORTVERZEICHNIS

Abb. 27: Matrix -Messbarkeit von Zielen- 108
Abb. 28: Regelkreis Führen mit Zielvereinbarungen 110
Abb. 29: Beispiel: Zielvereinbarungen im Beurteilungsgespräch 116
Abb. 30: Checkliste: Personalentwicklungsbedarf 118
Abb. 31: Methoden partizipativer Bildungsplanung/PE-Planung 119
Abb. 32: Überprüfung einzelner Qualitätskriterien bei der Pflegevisite 121
Abb. 33: Beispiel Selbstbewertung der Ergebnisqualität 124
Abb. 34a: Matrix -paarweiser Vergleich- 125
Abb. 34b: Beispiel-Ergebnis -paarweiser Vergleich- 128
Abb. 35: Überprüfung von Qualitätsmerkmalen mit der
Pflegedokumentation 129
Abb. 36: Schlüsselqualifikations-/Personalentwicklungsmatrix 131
Abb. 37: Fischgrätdiagramm (Praxisbeispiel aus Stationsprojekt) 136
Abb. 38: Aufbauorganisation des Primary Nursing 138
Abb. 39: Ablauforganisation des Primary Nursing 139
Abb. 40: Die vier Elemente des Primary Nursing 141
Abb. 41: Rollenübernahme im Team 153
Abb. 42: Themenzentrierte Interaktion 155
Abb. 43: Organisationsmodell Qualitätszirkel 158
Abb. 44: Qualitätszirkelorganisation und Aufgabenverteilung 160
Abb. 45: Unterscheidung Arbeitsgruppen, Themenzirkel, Qualitätszirkel . 162
Abb. 46: Organisationsstruktur eines Projektes 164
Abb. 47: Ablauf eines Projektes 166
Abb. 48: Flussdiagramm-Symbole 169
Abb. 49: Beispiel eines Flussdiagramm (Seminarteilnehmer haben
den Einführungsprozess der Pflegeplanung in ihrer
Einrichtung erarbeitet, Ausschnitt) 170
Abb. 50: Beispiel - Projektplan, Balkendiagramm 171
Abb. 51: Netzplan-Knoten 173
Abb. 52: Netzplan-Beispiel 173
Abb. 53: Der Personalentwicklungsprozess - Ablauf 174

SCHLAGWORTVERZEICHNIS

A

Ablauforganisation (Primary Nursing) 139
Aktionsforschung .... 133 ff.
Aktives Zuhören .... 96 f.
Analysefähigkeiten 31
Anamnese 142
Anforderungsprofil Führung .... 99 f.
Anforderungsprofil .... 63 f., 99
Anleitung 52
Arbeitsanalyse 120
Arbeitsbereicherung
 (Job-Enrichment) .... 61 f.
Arbeitserweiterung
 (Job-Enlargement) .... 61 f.
Arbeitsgruppe 162, 165
Arbeitsplatzanalyse 120
Arbeitszufriedenheit 60
Associated Nurse .... 138 ff.
Auffassungsgabe 68
Aufgabenorientierung (PE) 28
Aufgeschlossenheit 100
Ausdrucksweise 68, 100
Autonomiegrad bei
 Personalentscheidungen 19

B

Balkendiagramm 171
Bedarfsermittlung .... 117 ff.
Bedarfsorientierung 43
Befragung, Mitarbeiter 119
Befragung, Patienten 123
Behandlungsplanung .... 142 f.
Belohnungssystem 134

Beobachtende
 Begleitung .... 83,. 120 f. 147
Beobachtung .... 82 ff.
BERNE .... 94 f.
Beurteilung .... 75 ff.
Beurteilungsbogen .... 85, 102 ff.
Beurteilungsgespräch .... 88 f., 116
Bewertungsfehler 86
Beziehungsebene (Gespräch) 92
Beziehungsfähigkeit 30, 69
Bezugspflege 140
Bildung, betrieblich .... 39 f.
Bildungsbedarf .... 118 ff.
Brennpunktmethode .... 126 f.

C

Coaching 53, 58
COHN (TZI) .... 154 F.
Controlling .. 15, 108 ff., 114, 121, 175
Critical-Incident-
 Schilderungen 120

D

Delegation (von Aufgaben) 52
Dialog 88, 101
Didaktik .... 33 ff.
Dienstleistungsqualität 27
Dienstübergabe 56
DIN EN ISO 9000 ff. .... 20 ff.
Dokumentation .... 83, 120 ff., 129 f.
Dozenten (Anforderungen an) 99
Dozenteneinschätzung .... 42 ff.

E

Effektivität 113
Effizienz 113
EFQM (European Foundation for Quality Management) ...... 21 ff.
Eigenständigkeit 30
Eignungspotential 70
Einarbeitung .... 46 ff.
Einführungsprozess 47
Einstellungen, Werte 30
Empathie 69
Entfremdung 47
Entscheidungswege 133
Entwicklungsbedarf 120
Entwicklungspotential 59, 65, 80
Erfahrungsaustausch 52
Ergebnisqualität .... 123 f.
erster Arbeitstag 48
Erwachsenenbildung 33
Evaluation 166, 175

F

Fachdiskussionen 55
Fachkompetenz 31, 64
Fachprofil 63
Fachwissen 66
Fairness 100
Fallbesprechungen .... 54 f.
Fallmethode 141, 144
Feedback 36, 57, 81, 77, 104, 110
Feedbackgespräch 98, 116
Fischgrätdiagramm 127, 136
Flexibilität 29, 45, 66, 70
Flussdiagramm .... 168 ff.

Fokussierung 97
Fördergespräch 98
Fördermaßnahmen .... 39 f.
Förderprogramme .... 59 ff.
Formale Job-Kriterien 65
Fragen, offene .... 96 f.
Fragen, Warum- 92
Führen mit Zielen .... 111 ff.
Führen mit Zielen/ Checkliste 115
Führung .... 24, 99 f.
Führungspersonen (Anforderungsprofil) .... 99 f.

G

Gesprächsebenen 92
Gesprächsführung, klientenzentrierte .... 96 f.
Grundpflege 83
Gruppe 151
Gruppendynamik .... 133, 154 f.
Gruppenrolle .... 152 f.

H

Handlungskompetenzen 60
Hierarchiestrukturen 133
Human-Resource-Management 12
Human-Resource-Zyklus 13
Human-Ressourcen 22

I

IBF 33, 39
IBF-Dozenten (Anforderungen) 99
ICH-Zustände 94

Informationssammlung .... 82 ff.
Informationssicherung 141
Informationssysteme 54
Informationswege 133
Initiative 66, 70
Interaktion, themen-
  zentrierte (TZI) .... 154 f.
Interaktionsfähigkeit 31, 83, 99
Interaktionsprozess 58
Interventionen, pflege-
  therapeutische 146
Interview, gegenseitig 119
Ishikawa-Diagramm 127, 136
ISO 9000 ff. .... 21 ff.

J

Job-Enlargement
  (Arbeitserweiterung) .... 61 f., 81
Job-Enrichment
  (Arbeitsbereicherung) ...... 61 f., 81
Job-Rotation .... 59 f.

K

Karriereplanung 28
Kick-off-meeting .... 165 f.
Klientenzentrierte
  Gesprächsführung .... 96 f.
Knoten-Netzplan .... 172 f.
Kommunikationsfähigkeit ... 31, 83, 99
Kommunikationsmodelle .... 89 ff.
Kompetenz, fachliche 31, 64
Kompetenz, Methoden- 32, 65
Kompetenz, personale 29, 64
Kompetenz, psychosoziale 30, 64

Kompetenzentwicklung 33
Koordination/ Kooperation 73
Krankenhausinformationssystem ... 54
Kritikgespräch 98
Kundenorientierung 115

L

Laufbahnplanung 28
Lehrer für Pflegeberufe
  (Anforderungen an) 99
Lehrmedien 44
Lehrmethode 43
Leistungsbereitschaft 30
Leistungsergebnisse 79
Leistungsfeedback 53, 57
Leistungspotential 70, 84
Leistungsverhalten 79
Leitbild 21, 115
Leitbild, Pflege- 21, 48, 163
Leitungskräfte (Anforderungen) 99
Lenkungskreis .... 164 f.
Lerneffekt .... 33 f.
Lernende Organisation 110
Lernnetzwerk 54
Lernstatt > siehe Qualitätszirkel 157 ff.
Lernziele 43
Lernzielkataloge 119
Life-long-learning 31, 78
Literaturzirkel 55

M

Managementansätze 105
MANTHEY (Primary Nursing) .. 140 ff.
Maßnahmenplanung 175

Matrix Paarweiser Vergleich 128
Matrix Schlüsselqualifikationen 131
Matrixorganisation 58
Medienvielfalt 44
Mentoring 53, 58
Methodenkompetenz 32, 65
Mitarbeitenorientierung 17
Mitarbeiter .... 25 ff.
Mitarbeiterbefragung 119
    -beurteilung .... 75 ff.
    -beurteilungsbögen .... 102 ff.
    -führung .... 14, 109 ff.
    -potential 70
    -reflexionsgespräche 57, 147
    -ressourcen 25
Modellverhalten (Dozent) 45
Moderation .... 32, 158 f., 168
Motivation (Dozent) 45
Motivationsgespräch 98
Multiplikatoren 57

N

Netzplan .... 172 f.
NLP (Neurolinguistisches
    Programmieren) .... 89 ff., 112

O

Offene Fragen .... 96 f.
Organisation, lernende 110
Organisationsentwick-
    lung .... 14, 62, 133 ff., 157 ff.
Organisationsfähigkeiten 32
Organisationsplanung 175

P

Pacing (NLP) 90
Paraphrasieren 97
Partizipative Bildungsplanung 119
Patenschaft 62
Patientenbefragung 123
PDL (Anforderungen an) 99
Personalbeurteilungssystem .... 75 f.
Personal-Controlling 15
Personalentscheidungen 19
    -entwicklung .... 14 ff., 27
    -entwicklungsbedarf .... 117 ff.
    -management .... 11 f., 17
    -verwaltung 14
Persönlichkeitsentfaltende/
    -hemmende Merkmale 62
Persönlichkeitsorientierung (PE) 28
Persönlichkeitsprofil 63
Pflegedokumen-
    tation .... 67, 83, 122, 129 f., 137
Pflegeleitbild 21, 48, 66, 115, 163
    -planung ..... 78, 83, 122, 129 f., 142 ff.
Pflegeprozess 122
Pflegequalität 11
Pflegestandards .... 56 f., 67
Pflegeteam 152
Pflegevisite .... 56, 121 f.
Pflegewissen 66
Pflegeziele 122
Planungsvermögen 32
Potential
Potential, Entwicklungs- 65
Potential, Leistungs-
    und Eignungs- 70

Präsentationsfähigkeiten 32
Praxisbezug 43
Primary Nursing ..... 68 f., 72 ff., 137 ff.
Problemlösung (Dozent) 45
Problemlösungsgruppe
  (Qualitätszirkel) .... 157 ff.
Problemübersicht 120
Projektarbeit .... 53, 58, 163 ff.
Projektpaln .... 171 ff.
Prozessqualität 50

Q

Qualifikationsniveau 59
Qualität 11
Qualität, Ergebnis- .... 123 f.
Qualitätsmanagement .. 20 ff., 115, 142
Qualitätspolitik .... 21 f.
Qualitätssicherung 17, 148
Qualitätsüberprüfung ...... 121 f., 129 f.
Qualitätszirkel .... 157 ff.

R

Rapport (NLP) 90
Referenteneinschätzung .... 42 ff.
Reflexion, selektive 97
Reflexionsfähigkeit 29, 86
Reflexionsgespräch 57, 147
Repräsentationssystem 90
ROGERS .... 96 f.
Rollenübernahme .... 46, 152 f.
Rückmeldung 57, 81, 77, 104

S

Sachebene (Gespräch) 92
Schlüsselqualifikationen 29, 60
Schlüsselqualifikationen-Matrix ... 131
Schulung 22
Schulz von Thun 92
Selbstbewertung .... 123 f.
Selbstbewertungsrichtlinien .... 23 ff.
Selbsteinschätzung (Mitarbeiter) ... 86
Selbstkontrolle 44
Selbstreflexion (Führung) 101
Sinnesmodalitäten 90
Situationsanalyse 174
Smalltalk 88
soziales Lernen 44
Spiegeln 97
Spontanprojekte 166
Stationsleitung .... 60, 99, 143 ff.
Stellenbeschreibung .... 71 f., 143
Stellenprofil .... 63 f., 99
Steuergruppe 159
Strukturqualität 50
Synthesefähigkeiten 31

T

Tag der offenen Tür 62, 172
Tätigkeitsanalyse ....
  120
Teamarbeit 67
Teamentwicklung .... 15, 151 ff.
Teamfähigkeit 30

Teamleader-Rolle 142
Themenzirkel 162
Therapieplanung 142
TQM (Total Quality
    Management) .... 20 ff.
Training into the job 40, 46
Training near the job 40
Training off the job .... 40 f.
Training on the job .... 36, 40, 51 f.
Trainingselemente 34
Transaktionsanalyse .... 94 f.
Transferlücke .... 33 f.
Transfersicherung .... 35 ff., 175
TZI (Themenzentrierte
    Interaktion) .... 154 f.

U

Übergabe am Patientenbett 53, 56
Unternehmensleitbild 115, 133
-philosophie 115
Unterstützungsgespräch 98
Ursachenanalyse .... 123 ff.
Ursachen-Wirkungs-
    diagramm .... 127, 135 f.
Urteilsvermögen 67

V

Verantwortungsbereich 81
Verantwortungsbewußtsein 68
Verantwortungsmatrix .... 165, 171 f.
Verantwortungsübernahme 60, 141

Verbalisieren 97
Verbesserungsprozess 24, 174
Verfahrensanweisungen 56
Vergleich, paarweiser 128
Verhaltensmuster 104
Visionen 110
Vorfälle, kritische .... 120 ff.

W

Wahrnehmungsfähigkeit 29
Weiterbildungserfolg .... 33 f.
Weiterqualifizierung .... 60 f.
Werkstattzirkel> siehe Qualitätszirkel
    157 ff.
Werte, Einstellungen 30
Wertschätzung 78, 99
Wettbewerbsfähigkeit 27, 115
Wir-Gefühl .... 152 ff.
Wirksamkeit 112
Wirtschaftlichkeit 83

Z

Zertifizierung 20
Zielarten 114
Ziele der Personalentwicklung 27
Zielen, Führen mit .... 111 ff.
Zielvereinbarungen .... 80, 105 ff., 147
Zirkel .... 157 ff.
Zuhören, aktives 96

Informationen zum PFLEGE COMPETENCE CENTRUM

Die Qualität sozialer Dienstleistungen wird wesentlich bestimmt von den Mitarbeitern und Mitarbeiterinnen einer Einrichtung, vom Gestaltungsspielraum ihres Aufgabengebietes, von ihrer Verantwortlichkeit, ihrer Motivation, ihrer fachlichen Kompetenz und von ihrer Fähigkeit, Probleme zu erkennen, zu analysieren und aktiv Problemlösungen zu entwickeln und umzusetzen.
Weitere Faktoren sind die Teamfähigkeit und die kommunikativen Fähigkeiten besonders in interdisziplinären Arbeitsgruppen.

Qualitätsziele in der Pflege lassen sich nur mit entsprechenden Schlüsselqualifikationen und Kompetenzen der Mitarbeiter realisieren.

- Diese Schlüsselqualifikationen zu fördern und zu entwickeln,
- die Entwicklung von neuen Konzepten,
- das Setzen von neuen Impulsen auf der Managementebene

dies sind die Ziele des **PFLEGE COMPETENCE CENTRUMS**

Wir verstehen das Herausbilden fachlicher Pflegekompetenz als Prozess kontinuierlicher Fortbildung, verbunden mit konkreten Erfahrungen in der Pflegepraxis und richten unsere Fortbildungskonzepte und Empfehlungen in diesem Sinne aus.

Bei Fragen zum Seminarangebot (Termine, Preise etc.) wenden Sie sich bitte an nachfolgende Adresse:

RECOM AKADEMIE
& PFLEGE COMPETENCE
CENTRUM
Industriestr. 1-3
D 34308 Bad Emstal

Tel.: 05624/9224-0
0700 200 55 555
Fax: 05624/922418
eMail: akademie@recom-verlag.de
internet: http://www.recom-verlag.de

PFLEGE COMPETENCE CENTRUM

unsere Ziele

Fördern von Schlüsselqualifikationen

Selbstkompetenz	Sozialkompetenz	Methodenkompetenz
• Reflexionsfähigkeit	Beziehungsfähigkeit	Sicherheit im beruflichen
• Flexibilität	Kommunikationsfähigkeit	Handeln
• Eigenständigkeit	Teamfähigkeit	Analyse/Synthesefähigkeiten
• Leistungsbereitschaft	Verantwortlichkeit	Wahrnehmungsfähigkeit
		Organisationsfähigkeit

Impulse setzen

Pflege aktiv mitgestalten

Angebot des PFLEGE COMPETENCE CENTRUMS
Das Fortbildungsangebot umfasst folgende Bereiche und Themen:

- **Seminare für Führungspersonen in der Pflege:**
  Für Führungspersonen im Pflegemanagement und für Lehrer in der Pflege bieten wir gezielt Seminare an, die neue Impulse geben, den Anforderungen im Gesundheitswesen und in der Pflegeausbildung gewachsen zu sein. Die Seminare dauern i.d.R. drei Tage und finden in einem Seminarhotel statt. Die Themen erstrecken sich auf folgende Schwerpunkte:
  - Qualitätsmanagement
  - Personalentwicklung
  - Pflegeplanung
  - EDV in der Pflege
  - Basale Stimulation® in der Pflegeausbildung
  - Neue Entwicklungen z.B. Pflegediagnosen

- **Innerbetriebliche Fortbildung vor Ort für Pflegende an der Basis bzw. im mittleren Management:**
  Unsere Dozenten kommen zu Ihnen in Ihre Einrichtung und unterrichten eine von Ihnen zusammengestellte Gruppe (ca. 20 Personen). Die Themen orientieren sich an Ihrem Schulungsbedarf, an Ihren Wünschen und Vorstellungen. Auch Themen aus dem Seminarangebot lassen sich i.d.R. vor Ort -inhouse- behandeln.
  Bitte fragen Sie nach, wir erstellen Ihnen gern ein Angebot für „Ihr" Fortbildungsthema in Ihrer Einrichtung.

  Beispiele für bisherige inhouse-Schulungen:
  - Begleitung in der Sterbephase
  - Schmerztherapie - Einbindung in die Pflegeausbildung
  - Beziehungsfähigkeit zu "schwierigen" Patientengruppen
  - Einführung der Bezugspflege
  - Einführungsprozess EDV-gestützter Pflegeplanung und Pflegedokumentation
  - Pflegediagnosen der NANDA als Bestandteil der Pflegeplanung
  - Personalentwicklung (für Stationsleitungen)
  - EDV in der Pflege
  - Mentorenausbildung